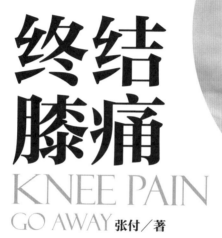

终结
膝痛
KNEE PAIN
GO AWAY 张付／著

江苏凤凰科学技术出版社
·南京·

图书在版编目（CIP）数据

终结膝痛 / 张付著 . -- 南京：江苏凤凰科学技术
出版社，2016.5（2021.2 重印）
ISBN 978-7-5537-5607-3

Ⅰ . ①终 … Ⅱ . ①张 … Ⅲ . ①膝关节－关节疾病－
防治 Ⅳ . ① R684

中国版本图书馆 CIP 数据核字 (2015) 第 257869 号

终结膝痛

著　　　者	张　付	
策　　　划	陈　艺　冼惠仪	
责 任 编 辑	樊　明　陈　艺	
责 任 校 对	郝慧华	
责 任 监 制	曹叶平　方　晨	

出 版 发 行	江苏凤凰科学技术出版社
出版社地址	南京市湖南路 1 号 A 楼，邮编：210009
出版社网址	http://www.pspress.cn
印　　　刷	佛山市华禹彩印有限公司

开　　　本	718 mm × 1000 mm　1/16
印　　　张	16.25
版　　　次	2016 年 5 月第 1 版
印　　　次	2021 年 2 月第 7 次印刷

标 准 书 号	ISBN 978-7-5537-5607-3
定　　　价	39.80 元

图书如有印装质量问题，可随时向我社出版科调换。

STATEMENT 声明

　　膝关节有伤者须在医院运动医学科或骨科进行全面检查，若膝关节及其附属结构没有形态和器质性病变，抑或伤者已进行膝关节手术，同时脊椎、髋关节、踝关节无其他问题者，可按康复训练步骤，由术后第一阶段康复训练开始，依时间安排循序渐进进行膝关节康复和功能性恢复训练。训练中以膝关节无不适感为自我判定指标。其他特殊问题，伤者请遵医嘱。

前言 FOREWORD

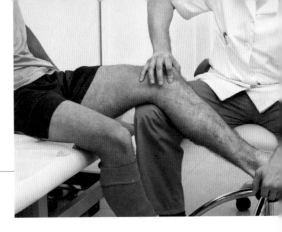

膝关节是人体重要的关节，也是结构复杂的关节，它强壮、坚固、有力，可以帮助人站立、下蹲、行走、跑跳、驾驶汽车、健身、足球、骑马……可以说，人类作为直立行走的高级动物，人的膝关节正是为直立行走设计的。但是，由于生活中行走、跑跳、登山、办公室伏案工作缺乏锻炼，或是打篮球、踢足球时不注意，不慎摔倒或滑倒等因素，也使膝关节成为最易受伤的关节。

膝关节肿胀、膝软、关节弹响、胶着乃至疼痛和骨关节炎，都是膝关节常见的不良症状。人的一生中，几乎所有人都会经受膝痛，更严重的包括韧带断裂、软骨损伤、半月板损伤、骨折、风湿性关节炎等。本书《终结膝痛》将详细介绍膝关节严重伤术后的康复训练，预防膝关节受伤的训练，以及避免以上提到所有膝关节不适的预防性及康复性训练方法。

本书由力量、体能、体形训练专家，以色列格斗体系训练专家张付先生著写；北京大学第三医院主任医师徐雁参与并部分撰文，实现了由运动训练学到运动医学的跨越。

本书作者张付先生因意外造成膝关节严重受伤，徐雁先生正是张付的主治医生。手术后张付先生基于北京大学第三医院康复计划和平时对康复训练的研究，又参考美国膝关节康复训练的各种新方法，同时结合徐雁先生对膝关节康复的指导，整合出一套居家即可进行的自助式膝关节康复与功能性训练方法。该方法使张付先生术后4周达到膝关节全屈曲度，4周脱拐，8周完成慢跑2000米，3个月使膝关节基本达到受伤前状态。

同时本书加入了膝关节受伤的预防训练、中老年人膝关节保健与自我护理、跑步者与登山者的膝关节专项训练等崭新的内容。

本书中介绍的术后康复训练，张付先生在术后按计划完成，同时大部分配图由张付先生在术后第1～12周实地演示拍摄，拍摄时张付先生正处于膝关节康复期，比如跪坐动作显示了张付先生的膝关节全屈曲度，徒手深蹲动作显示了张付先生在短时间内已经可以完成下蹲，蹲位时膝关节的受力能力已经恢复到了术前水平等。

可以说，只要人想走路，人还能走路，这本书对你的生活都有参考价值，你会从膝关节相关训练中得到更多。珍爱生活，远离膝痛！

推荐序 FOREWORD

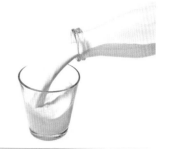

推荐序 1

在全民跑步健身的时代，科学的伤病预防和康复训练都是刚需。国内运动康复领域的快速发展时期，张付老师是领域内有事业情怀的实践型专家，本书针对膝关节的预防、保健、训练和康复，给出了一个整体化的解决方案，实用至上，专业保障，强力推荐！

—— 国家体育总局训练局体能中心主任

推荐序 2

中国古代有句名言：三折肱而成良医。张付先生从一位患者华丽转身成为一位专业膝关节康复师，令人敬佩！本书从膝关节功能解剖方面着手，为膝关节的功能锻炼和临床伤病康复提供了很多好的建议，值得推荐。

—— 国家体育总局运动医学研究所医疗中心主任兼运动医学科主任

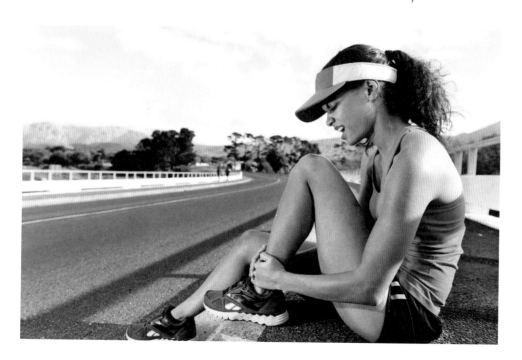

推荐序 FOREWORD

推荐序 3

Congratulations on the book!

对这本书的出版表示祝贺！

I look forward to seeing future editions as well.

同时我期待它的英文版。

Let's work together to decrease the impact of knee injuries!

让我们共同努力，减少膝关节伤痛的影响！

——澳洲物理治疗协会（APA）主席

推荐序 4

本书针对膝关节伤病预防和康复提出了一套简单实用的训练方法手段，强力推荐！

——解放军特种作战学院部队体育训练教研室教授

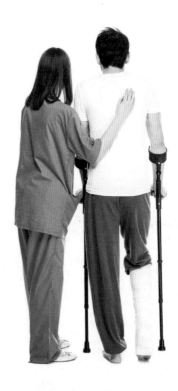

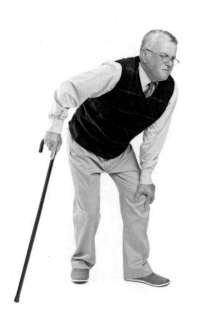

自序 PREFACE

2013年9月，我的膝关节再次受伤，经核磁共振（MRI）检查诊断结果如下：

（1）右膝关节前交叉韧带断裂（2012年前已断）。

（2）右膝关节外侧半月板后角4级损伤。

（3）右膝关节内侧半月板桶柄状撕裂。

（4）右膝关节积液。

想来是一种必然，医生发现我前交叉韧带以及半月板有严重的陈旧性伤，那要追溯到2002年上大学时膝关节的连续2次伤（一次打篮球时受伤，一次跳远时受伤），医生说"有可能前交叉韧带早就断了"，我的膝关节仅仅是靠腘绳肌的部分代偿功能支撑了这11年学习以色列军事格斗技术以及各种健身训练体系，虽然膝关节一直处于半脱臼状态。当在美国平均一天8～10小时的训练使肌肉疲劳，代偿功能下降时，归国后膝关节这颗"定时炸弹"就爆炸了。

手术后当天，伤腿裹着厚厚的棉花绷带，还有沉重的支具，我一个人躺在午夜的病床上，体味着麻醉药过后钢钉与骨骼融合时的疼痛。康复是个大大的问号，正当我想把海外学来和多年研究的以色列军事警用以及民用战术格斗技术带给大家时，一个腿部打着钢钉的人，还能做些什么？

手术后第二天，看到病友需用亲人搀扶费很大的气力才能完成一次简单的如厕，甚至有的病友需要在护工帮助下打开塞露在床上完成大便。术前我的预备训练确实帮了我

很多，术后我无需陪护，无需帮助，如术前的双杠训练带给了我坚实的双拐控制能力；健肢侧的单腿深蹲使我术后第二天早上便能轻松完成马桶坐便……虽然拖着疼痛的患肢，架着不便的双拐，但一切照旧。康复也从麻醉药过后的那刻起立即开始。这些独特的手术前预备训练方法也在本书中分享给大家。

我把海外几十种不同的膝关节康复训练方法结合北京大学第三医院出院的那张简单的训练计划以及过去我的训练与教学经验，整合在一起，开发更实用的康复训练技术。我发现医院的康复训练主要在于恢复膝关节的屈曲度，使患者能够完成日常的最基本动

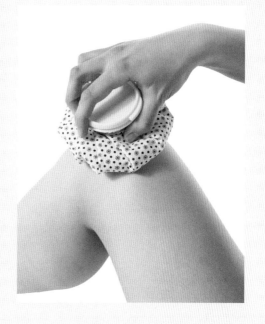

作，而这些屈曲度训练动作确实很有限，我把中外各种膝关节屈曲度康复训练重新整理并分级，结果得到了一套屈曲度恢复更全面的训练体系。

大部分患者的状态是受伤后患肢侧肌肉萎缩，两腿粗细不一致；患肢侧膝关节本体感觉下降，生物应激能力下降，随时有二次受伤风险；人体的蹲、走、跑、跳这些运动如何高效恢复……这些都是未解的问题，我的这套术后康复训练体系正好弥补了这些，让膝关节恢复到原来状态，同时避免二次习惯性受伤的风险。

我手术后1个月复查时，已经可以脱拐坐地铁、转公交并步行2千米去北京大学第三医院了，那时我手里拿着一份自写的系统化膝关节康复训练手册，光提纲就有四十几页。我的主治医生徐雁检查了我的康复状况，无论膝关节伸直度、屈曲度，还是肌力以及平衡性，都是良好的。他对我的康复训练系统赞赏有加，并给了更多专业医师的建议。

接下来就是不停地查阅美国康复中心和医院的资料，训练、写作记录，同时把自己康复训练的内容用相机记录。本书第五章康复训练动作基本是术后1~2个月实地所拍，虽然画质不够精美，但是那就是我实际作为一个患者的状态。

手术后第100天，经历了全套的居家膝关节康复训练，我首次利用器械测试膝关节康复情况。由于安全考虑，我并没有使出全力及极限发力。

术后第100天膝关节康复训练测试结果，我测试所有训练动作并在1小时内一次完成，且所有训练动作有视频记录。

（1）杠铃蹲起负重100千克轻松完成12次。

（2）杠铃硬拉150千克2次。

（3）高翻70千克杠铃+12次半程实力推。

（4）跳跃式高翻60千克杠铃+12次实力推。

（5）硬拉110千克杠铃10次。

（6）患肢侧腿单腿跳跃哑铃障碍物20次。

（7）患肢侧腿单腿深蹲12次。

（8）双手各持31.75千克哑铃轻松完成箭步蹲行走20次。

（9）完成12次屈腿纵跳。

（10）连续往返跳跃约50厘米高、30厘米宽长凳10次。

（11）患肢侧腿作为支撑腿，完成扫腿击靶训练30次。

（12）患肢侧腿作为攻击腿，完成扫腿击靶训练30次。

（13）患肢侧腿作为支撑腿，完成踢击腹股沟击靶训练30次。

（14）患肢侧腿作为攻击腿，完成踢击腹股沟击靶训练30次。

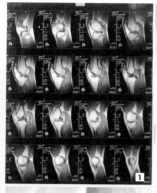
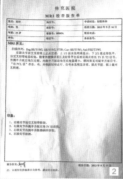
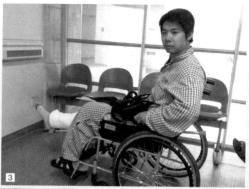
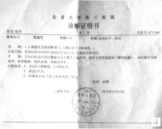
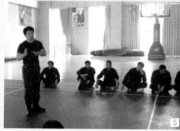

1️⃣ 膝关节术前核磁共振检查片。

2️⃣ 术前检查核磁共振（MRI）报告单。

3️⃣ 术后第一天坐在轮椅上。

4️⃣ 术后诊断证明书。

5️⃣ 术后半年在北京特警总队教授以色列军警抓捕技术。

Tips

本测试内容不适合其他患者在术后模仿。但测试中大量需要双腿协同发力的动作，本人均能轻松完成，说明双腿肌肉平衡性恢复良好；测试中的单腿训练项目也充分证明了该膝关节康复训练体系快速实现了手术侧膝关节单腿支撑身体，单腿负重的能力。

●再次提示：读者需学习该书介绍的膝关节康复训练方法，此训练体系将帮助患者更早地站立、行走、慢跑、上下楼梯；同时完成上述动作时腿部更有力量；该训练体系也降低了膝关节二次受伤的风险。患者不必采取负重训练和大力踏跳等方式进行膝关节测试。

（15）完成战术格斗硬地肩滚翻受身动作5次。

（16）完成负重30千克引体向上6次。

（17）完成负重25千克引体向上6次。

（18）完成负重25千克双杠臂屈伸20次。

《终结膝痛》诞生的过程中，这期间要感谢徐雁医生对我的支持和专业指导；感谢江苏凤凰科学技术出版社陈艺编辑，陈编辑建议我把更多人群的膝关节保健训练加进去。再次感谢北京大学第三医院徐雁医生对我的医治、指导和本书中的亲自撰文，感谢马拉松冠军吴敏女士专门为跑步者的膝关节保健撰文并亲自演示功能性训练动作。

鸣谢危难中帮助我的朋友们：徐雁、孙志健、吴敏、傅涛、周琳、刘超、王天舒、陈艺……再次感谢你们！

同时感谢大家的支持！我们一起加油！

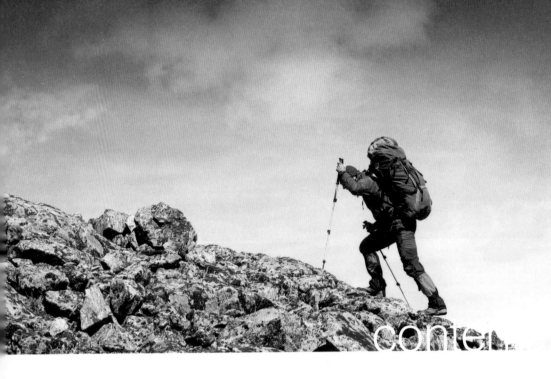

CONTEN...

PART 01 预备知识

016 如何使用本书指导你的膝关节保健与伤后康复

019 了解膝关节的结构与常见伤

019 一、膝关节的韧带结构

023 二、膝关节周围的软骨结构

024 三、膝关节周围的肌肉结构

025 四、膝关节周围其他结构

026 引起膝伤（膝痛）的原因及易患人群

026 一、膝关节常见伤病及不良症状

028 二、引起膝伤（膝痛）的五大原因

PART 02 膝关节伤病预防训练

1 Chapter 032 加固膝关节的肌肉力量训练

032 一、股四头肌训练，加固膝关节   043 五、小腿三头肌训练，减少膝关节冲击

036 二、腘绳肌训练，加固膝关节

038 三、臀部肌肉训练   045 六、综合训练计划，增强膝关节的肌肉力量

041 四、大腿内收肌群训练，加固膝关节   046 七、训练后肌肉酸痛的缓解方法

2 Chapter 050 膝关节保健的正确姿势

050 一、搬重物姿势   054 五、高处跳下的正确方法

053 二、蹲马桶姿势   054 六、有氧训练的选择与膝关节保健

053 三、跑步姿势

053 四、下山和下楼姿势

3 Chapter 055 膝关节不稳定状态下的平衡训练

056 一、多维度台阶训练，加强上下台阶时的膝关节受力

058 二、平衡盘训练，减少膝关节受伤

060 三、八方箭步蹲，全角度加固膝关节

062 四、多维跳跃训练，加强跳跃中的膝关节功能性保护

066 五、多角度跳箱训练，加强膝关节抗冲击能力

069 六、膝关节不稳定状态下的平衡训练计划

4 Chapter 070 倒地受身缓冲技术，摔倒也不会伤到膝关节

5 Chapter 074 膝关节受伤时的应急处理

6 Chapter 076 膝关节保护的生活习惯调整与保健菜品

076 一、生活习惯调整

077 二、膝关节保健菜品

PART 03 跑步者、登山者膝关节功能性训练

1 Chapter 082 | 跑步者的膝关节保健与功能性训练

082 | 一、跑步者跑动时的健膝要点

084 | 二、跑步者膝关节专项训练，预防"跑步者膝"

096 | 三、跑步者功能性训练计划

2 Chapter 097 | 登山者的膝关节保健与功能性训练

098 | 一、登山者健膝技术动作   107 | 三、登山者功能性训练计划

100 | 二、登山者的专项功能性训练

PART 04 中老年膝关节保健与自我护理训练

110 | 一、中老年人膝关节常见慢性疾患

111 | 二、缓解中老年膝关节疼痛的方法

112 | 三、中老年膝关节特殊专项训练

118 | 四、中老年人膝关节自助式训练法

123 | 五、中老年人膝关节保健训练计划

PART 05 膝关节手术前与手术后康复训练

 1 Chapter 126 | 膝关节常见临床手术与手术后康复建议

 2 Chapter 130 | 膝关节手术前预备训练

130 | 一、膝关节受伤后的应对原则   139 | 六、准备手术材料

132 | 二、肌肉力量准备   140 | 七、双拐的使用

135 | 三、为术后单腿生活做准备   146 | 八、膝关节手术前准备期训练

137 | 四、术后狭窄空间的移动   计划

138 | 五、床上的移动   147 | 九、为术后生活准备工具

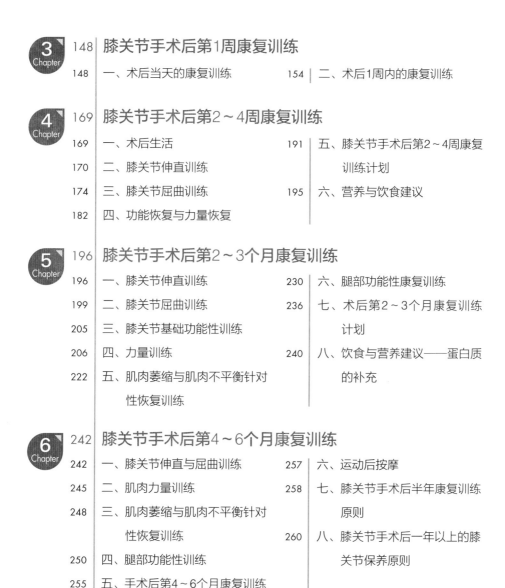

3 Chapter | 148 | **膝关节手术后第1周康复训练**

148 | 一、术后当天的康复训练　　154 | 二、术后1周内的康复训练

4 Chapter | 169 | **膝关节手术后第2～4周康复训练**

169 | 一、术后生活

170 | 二、膝关节伸直训练

174 | 三、膝关节屈曲训练

182 | 四、功能恢复与力量恢复

191 | 五、膝关节手术后第2～4周康复训练计划

195 | 六、营养与饮食建议

5 Chapter | 196 | **膝关节手术后第2～3个月康复训练**

196 | 一、膝关节伸直训练

199 | 二、膝关节屈曲训练

205 | 三、膝关节基础功能性训练

206 | 四、力量训练

222 | 五、肌肉萎缩与肌肉不平衡针对性恢复训练

230 | 六、腿部功能性康复训练

236 | 七、术后第2～3个月康复训练计划

240 | 八、饮食与营养建议——蛋白质的补充

6 Chapter | 242 | **膝关节手术后第4～6个月康复训练**

242 | 一、膝关节伸直与屈曲训练

245 | 二、肌肉力量训练

248 | 三、肌肉萎缩与肌肉不平衡针对性恢复训练

250 | 四、腿部功能性训练

255 | 五、手术后第4～6个月康复训练计划

257 | 六、运动后按摩

258 | 七、膝关节手术后半年康复训练原则

260 | 八、膝关节手术后一年以上的膝关节保养原则

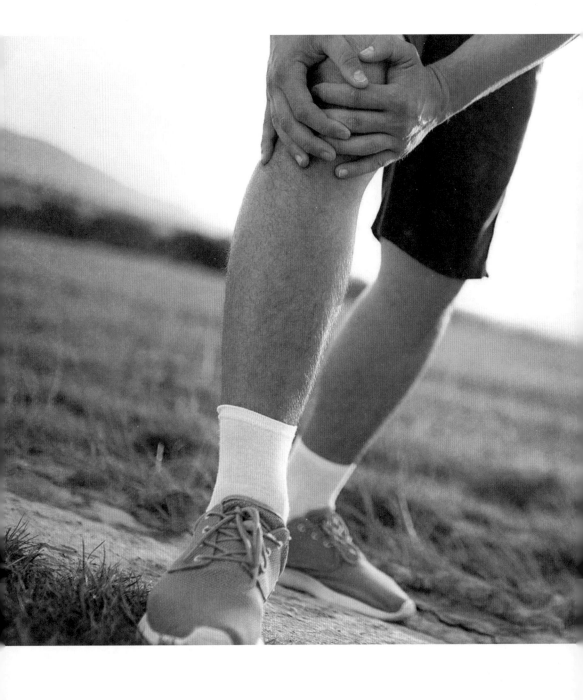

01

PART

预备
知识

　　无论是加强薄弱的膝关节，还是进行膝关节伤病的康复训练，先了解膝关节的解剖结构、生理功能及膝关节伤痛原因，才能进行科学的强化训练或者康复训练。

如何使用本书指导你的膝关节
Chapter
保健与伤后康复

本书针对不同人群的训练系统均采用阶梯式升级训练系统，读者可以先进行训练测试，以确定自己属于哪个层级，然后从该层级的训练动作开始进行单项训练，经过3~4周训练后，即可升级到下一级别的训练，直至可以完成全部康复训练组为止。

本书把读者分成了几大人群。

1. 一般人群

年龄10~60岁之间，无力量训练基础，且无膝关节伤病，该人群可以按照本书第二章"膝关节伤病预防训练"逐级训练。

2. 膝关节伤病及膝关节手术后人群

如果你的膝关节受伤，在72小时内持续疼痛、腿拐，或者在继续训练中仍有明显痛感，请及时就医。建议进行核磁共振（MRI）检查，因为半月板、韧带、肌腱等软组织受伤，通常的X线无法检查清楚。待医生确诊伤情无需手术治疗并无大碍后，可以进行本书第五章"膝关节手术前与手术后康复训练"。

但注意，训练要循序渐进，参照术后第一天的康复训练内容练起，如果训练者可以轻松完成第一天的训练并完全没有痛感，才可以进行下一阶段的康复训练。直至按照第五章的升级训练系统完全可以轻松完成全部康复训练组并持续2周以上，才可以尝试第二章中带有明显负荷的训练内容。

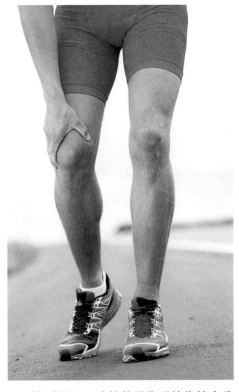

特别提示：膝关节受伤后的伤情自我检查。

（1）膝关节在静置时有明显痛感、水肿，请及时就医。

（2）膝关节在静置时没有痛感，也无明显水肿，但走路时有明显痛感，影响正常生活，请及时就医。

（3）膝关节在静置时没有痛感，也无明显水肿，走路时也无明显痛感，可正常生活。此种情况仍然可能提示膝关节有问题，因为膝关节可能在某个角度有伤病，平时走路、逛街等动作没有刺激到伤痛处。这种情况好比揣着一颗定时炸弹，如若遇到紧急情况需要疾跑、疾跳、急停、急转，很可能突然发生膝关节严重损伤。对于此种情况的膝关节自我检查法包括以下几种。

①膝关节伸直检查法：膝关节伸直压腿。

站于某固定物前，固定物要求与腰同高或略高于腰部。把腿放于固定物上，使小腿后侧或脚踝触及固定物以支撑腿部。伸直膝盖，脚尖向上，支撑腿尽量脚尖朝前，双手始终扶住固定物以保持身体平衡或请搭档帮助维持身体平衡。身体前屈，利用身体重力和腹肌收缩力量慢慢向腿部施压，尽量用手去触碰脚尖，可以感觉到膝关节、大腿后侧、臀部、小腿后侧都有拉伸感。保持静立拉伸和膝关节完全伸直，坚持1~2分钟。若膝关节完全无痛感或不适感，说明膝关节能够完成伸直动作，并在此位置没有明显受伤。

升级测试：负重膝关节伸直压腿。

在膝关节上方偏大腿前部位置，加2~3千克沙袋负重，完成膝关节伸直压腿，如果膝关节完全无痛感或不适感，说明膝关节能够完成伸直动作，并在此位置没有明显受伤。

如果做以上两个测试，膝关节有明显痛感，建议及时就医。

②全屈曲角度检查法：跪坐测试。

训练者跪姿开始，两腿并拢，用臀部慢慢向小腿后侧下坐。脚自然向后，踝关节成跖屈位，不要向两侧外翻。利用体重慢慢向下坐，直到臀部可以触碰到脚踵。然后身体放松，大小腿完全贴附在一起，臀部完全坐于脚踵上，保持1~3分钟。

若跪坐过程中出现膝关节痛感，请立刻停止测试，就医。若可以完成测试并完全没有不适感，说明膝关节可以完成全屈曲度。

③折叠蹲受力检查法。

测试者手扶固定物在保护下深蹲，用体重逐渐向下蹲，以增大膝关节屈曲角度，尽量完成大小腿的折叠，并使臀部触及脚踵，保持这一姿势1~2分钟。

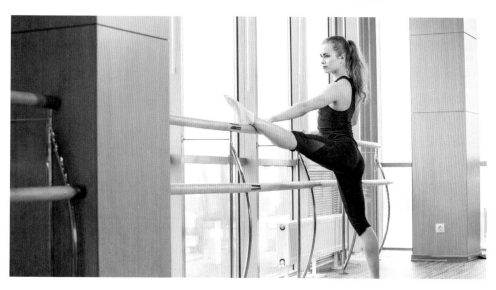

若下蹲过程中出现膝关节痛感，请立刻停止测试，就医。若可以完成测试并完全没有不适感，说明膝关节在最大屈曲度时可以承受自身体重。

如果训练者膝关节伤病很重，接受了正规医院运动医学科的膝关节手术，则手术后第二天，患者可以结合医生建议、医院术后康复指南及本书第五章"膝关节手术前与手术后康复训练"进行膝关节康复训练，直至膝关节康复到受伤前的水平。如果训练安排得当，患者膝关节稳固度及本体感觉能力甚至可以康复到超过受伤前的水平。

3. 年龄超过60岁的老年人

请参照本书第四章"中老年膝关节保健与自我护理训练"进行保健训练。

4. 办公室白领及伏案工作者

请参照本书第二章"膝关节伤病预防训练"逐级训练。

5. 跑步者

请参照本书第三章第一节"跑步者的膝关节保健与功能性训练"以及第二章"膝关节伤病预防训练"逐级训练。

6. 登山者

请参照第三章第二节"登山者的膝关节保健与功能性训练"以及第二章"膝关节伤病预防训练"逐级训练。

7. 对抗性运动、户外运动的参与者

比如各种球类运动、搏击运动、户外越野类运动，这部分参与人群可参照第二章"膝关节伤病预防训练"，着重学习膝关节平衡性、本体感觉、防摔防伤训练，以减少膝关节受伤的几率。

8. 健身教练

健身教练可以把本书中加固膝关节的肌肉训练、膝关节康复训练、膝关节功能性训练，以及针对不同人群的特种膝关节训练组加入到自己给会员制定的健身计划中，既可针对膝关节薄弱的会员，又可以增加私教课的实用性并丰富私教课的内容。

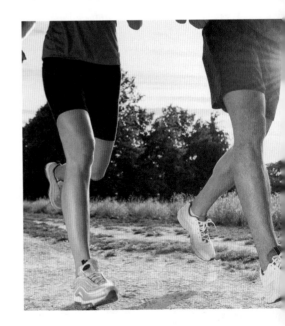

了解膝关节的
结构与常见伤

2 Chapter

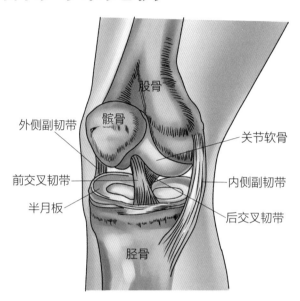

股骨

髌骨

外侧副韧带

关节软骨

前交叉韧带

内侧副韧带

半月板

后交叉韧带

胫骨

一、膝关节的韧带结构

关节囊较薄而松弛,附着于各骨关节软骨的周缘。关节囊的周围有韧带加固。膝关节韧带较多,对关节稳定性有重要作用。主要韧带有:内外侧副韧带、前后交叉韧带、髌韧带和腘斜韧带。

1. 膝关节内侧副韧带

膝关节内侧有膝关节内侧副韧带,为扁带状,起自内收肌结节,止于胫骨内侧髁内侧。

膝关节内侧副韧带常见伤:

当膝关节处于轻度屈曲位时,关节外侧遭到重力或重创可引起该韧带的损伤。

膝关节韧带损伤中以内侧副韧带损伤最多见,损伤多发生于膝关节轻度屈曲位时小

腿骤然外展而造成内侧副韧带损伤。如足球篮球运动的急转急停,或重力砸于膝关节的外侧可致,抑或从支撑腿膝关节外侧大力撞击,均可能造成膝关节内侧副韧带断裂。轻者可发生韧带撕裂,或部分纤维断裂;严重者可发生完全断裂、合并前交叉韧带断裂及半月板损伤。

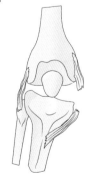

加强膝关节内侧副韧带的训练原则：

通过大腿内收肌群缓慢发力收缩，牵拉膝关节内侧副韧带，逐渐使该韧带趋于坚韧、肥厚。

2. 膝关节外侧副韧带

膝关节外侧有膝关节外侧副韧带，是独立于关节囊外的圆形纤维束，起自股骨外上髁，它的远端呈腱性结构，与股二头肌腱合成联合肌腱结构，一起附着于腓骨小头上。

膝关节外侧副韧带常见伤：

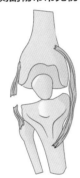

屈膝时膝关节外侧副韧带松弛，伸膝时韧带紧张。膝关节外侧副韧带一般不易发生运动损伤，一旦发生则可能伴有膝关节外总神经的牵拉或断裂。运动时，应避免单腿直腿支撑身体并受到外侧向力撞击，以免造成膝关节外侧副韧带受伤。

加强膝关节外侧副韧带的训练原则：

在伸直膝关节时，舒缓地使膝关节外侧副韧带受力，以增加该韧带的坚韧度。比如本书介绍的"单脚街舞式侧滑步"训练，对膝关节外侧副韧带就有训练作用。

3. 前交叉韧带

膝关节内部有前交叉韧带，该韧带的前内侧束起自股骨外侧髁的内侧面，斜向前下方，止于胫骨髁间隆起的前部和内外侧半月板的前角；后外侧束起自胫骨髁间隆起的前方，向后上方，向外止于股骨外髁的内下方。

前交叉韧带常见伤：

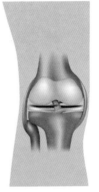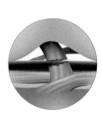

膝关节伸直位下内翻损伤和膝关节屈曲位下外翻损伤都可以使前交叉韧带断裂。一般前交叉韧带伤往往合并内外侧副韧带与半月板损伤。另外，来自膝关节后方、胫骨上端的暴力，也可使前交叉韧带断裂。篮球、足球运动的急转急停，单脚落地后膝关节出现横向应力，滑倒，车祸，高处跳下等情况均可造成前交叉韧带断裂。

由于一般人对前交叉韧带损伤认识不足，前交叉韧带断裂后可能不影响日常生活（尤其腘绳肌发达者）。前交叉韧带损伤后超过3个月不治疗，则半月板损伤几乎成为必然，随之而来的就是关节软骨损伤、关节退变等不可逆疾患。如果感觉不能在快速行走中急停或急转弯，就应该咨询运动医学科医生，明确是否有前交叉韧带损伤。

加强前交叉韧带的训练原则：

增加腘绳肌力量和膝关节本体感觉能力，有利于在膝关节后侧胫骨上端受到外力时，产生腘绳肌反射性收缩，使膝关节屈曲，从而抵抗膝关节后方的力，减少前交叉韧带受伤的风险。

4. 后交叉韧带

膝关节内部有后交叉韧带，该韧带起自股骨内侧髁的外侧面，斜向后下方，止于胫骨髁间隆起的后部和外侧半月板的后角。

正常膝关节

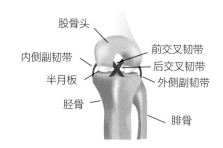

股骨头
内侧副韧带
半月板
胫骨
前交叉韧带
后交叉韧带
外侧副韧带
腓骨

膝关节的后交叉韧带断裂

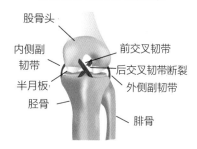

股骨头
内侧副韧带
半月板
胫骨
前交叉韧带
后交叉韧带断裂
外侧副韧带
腓骨

后交叉韧带常见伤：

膝关节处于屈曲位或伸直位，来自前方的使胫骨上端后移的暴力都可以使后交叉韧带断裂。比如足球的铲球动作，如果铲球者铲到对方球员胫骨正面上端，很可能造成后交叉韧带断裂。膝关节受到严重的扭转或撞击，可能同时造成前后交叉韧带断裂。

加强后交叉韧带的训练原则：

增加腘绳肌、股四头肌力量和膝关节本体感觉能力，有利于在膝关节前侧胫骨上端受到外力时，产生腿部肌肉反射性收缩，从而抵抗膝关节胫骨侧上方的受力，减少后交叉韧带受伤的风险。

5. 髌韧带

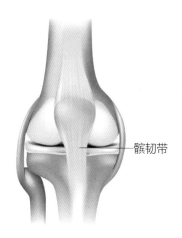

髌韧带

膝关节前方有髌韧带，是股四头肌肌腱的延续（髌骨为该肌腱内的籽骨）。

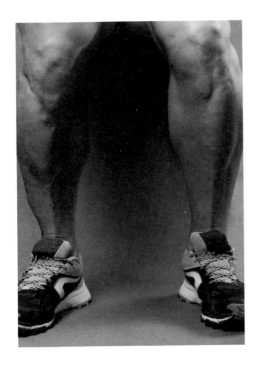

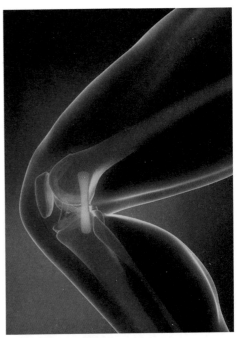

髌韧带常见伤：

股四头肌爆发性急速收缩，强大的力造成胫骨粗隆附着点部分纤维撕脱或撕裂伤，或髌骨韧带起点两侧的部分纤维和血管受损。在修复过程中，如出现髌韧带重复性受损或出现代谢障碍，可能造成粘连、挛缩等改变，从而引起顽固性慢性疼痛。

加强髌韧带的训练原则：

通过股四头肌的缓慢发力牵拉髌韧带，及训练负荷的阶梯性增加，逐渐使髌韧带趋于坚韧、肥厚。

6. 腘斜韧带

膝关节后方有腘斜韧带，由半膜肌肌腱纤维部分编入关节囊所形成，可以防止膝关节过伸。

腘斜韧带常见伤：

腘斜韧带运动单纯伤较少见，更多是和交叉韧带、内外侧副韧带及半月板的合并伤。

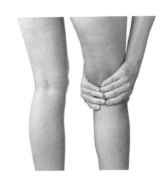

加强腘斜韧带的训练原则：

通过半膜肌缓慢发力收缩，牵拉半膜肌腱和腘斜韧带，逐渐使腘斜韧带趋于坚韧、肥厚。

二、膝关节周围的软骨结构

1. 半月板

半月板由2个纤维软骨板构成，垫在胫骨内、外侧髁关节面上，半月板外缘厚，内缘薄。

内侧半月板：呈"C"字形，前端窄，后部宽，外缘中部与关节囊纤维层和胫侧副韧带相连。

外侧半月板：呈"O"字形，外缘的后部与腘绳肌腱相连。半月板的作用是加深关节窝，缓冲震动和保护膝关节。

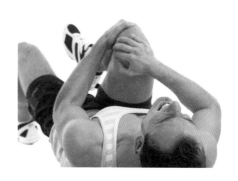

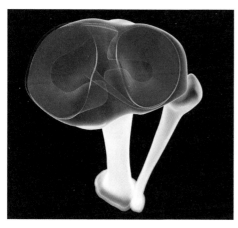

半月板常见伤：

当膝关节处于屈曲位而胫骨固定时，股骨下端由于外力骤然过度旋内、伸直，可导致内侧半月板撕裂。如该时股骨下端骤然外旋、伸直，外侧半月板也可发生破裂。同时起跳或高处落下时，如果人体的缓冲技术不到位，也可以造成半月板撕裂；此外膝关节在急速扭转时，又受到横向外力，也易造成半月板撕裂，同时可能并发膝关节前交叉韧带撕裂或断裂。

预防半月板受伤的训练原则：

减少踏跳时对半月板的冲击，主要是通过利用肌肉的应激收缩来缓冲踏跳时的冲击力，减少机体对半月板的冲击力。具体做法是提高腿部肌肉力量，增加腿部肌肉离心收缩缓冲能力，加入受身技术等方法综合减少半月板所受冲击力，最终延长半月板的寿命，减小半月板受伤几率。

2. 胫骨平台软骨

胫骨的近端的干骺端及关节面，骨科上称此解剖位置为胫骨平台。胫骨平台处的软骨即为胫骨平台软骨。

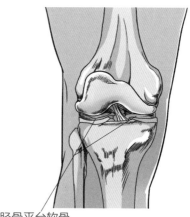

胫骨平台软骨

胫骨平台软骨常见伤：

胫骨平台软骨受伤可由间接暴力或直接暴力引起。高处坠落伤时足先着地，再向侧方倒下，力的传导由足沿胫骨向上，坠落的加速度使身体重力向下传导，共同作用于膝部，由于侧方倒地产生的扭转力，导致胫骨内侧或外侧平台软骨受伤，同时多并发半月板伤。当暴力直接打击膝内侧或外侧时，使膝关节发生外翻或内翻，可导致外侧或内侧平台软骨或韧带损伤，严重者可能并发胫骨平台骨折。

预防胫骨平台受伤的训练原则：

该训练原则和预防半月板受伤的训练原则相近。关键是加强腿部肌肉肌力，提高膝关节本体感觉能力，增强腿部肌肉离心收缩缓冲能力，及学习倒地落地受身技术。

三、膝关节周围的肌肉结构

（一）膝关节周围屈肌群

1. 股二头肌

包括股二头肌长头和股二头肌短头。

股二头肌长头，其起于坐骨结节，止于腓骨小头。功能：膝关节屈曲和外旋。

股二头肌短头，其起于股骨嵴外侧唇，止于腓骨小头。功能：膝关节屈曲、外旋。

2. 半膜肌

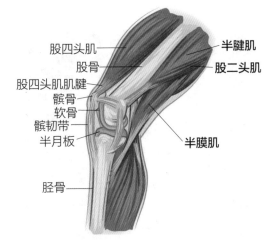

其起于坐骨结节，止于胫骨内侧髁并延续为腘斜韧带附着于关节囊。功能：使膝关节屈曲、内旋，并能紧张膝关节囊。

3. 半腱肌

半腱肌位于大腿后侧，起自坐骨结节，止于胫骨上端内侧面，主要作用是伸髋关节、屈膝关节并微旋外膝关节。

（二）膝关节周围伸肌群

股四头肌，其有四个头，分别称为股直肌、股外侧肌、股中间肌及股内侧肌。四个头向下汇成股四头肌肌腱附着于髌骨，往下接髌韧带止于胫骨粗隆。

1. 股直肌

起自髂前下棘和髋臼上缘，止于胫骨粗隆。功能是伸膝关节、屈髋。

2. 股外侧肌

起自大转子和股骨嵴外侧唇，止于股四头肌肌腱。功能是伸膝关节。

3. 股中间肌

起自股骨前面，止于股四头肌肌腱。功能是伸膝关节。

4. 股内侧肌

起于股骨嵴内侧唇，止于股四头肌肌腱。功能是伸膝关节。

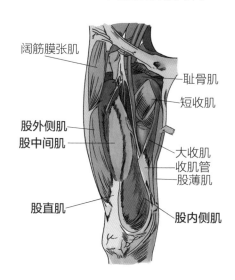

四、膝关节周围其他结构

1. 翼状襞

在关节腔内，位于髌骨下方的两侧，含有脂肪的皱襞，填充关节腔。作用是增大关节稳固性，有缓冲震动的功能。

2. 髌上囊和髌下深囊

位于股四头肌腱与骨面之间。作用是减少肌腱与骨面之间的摩擦。

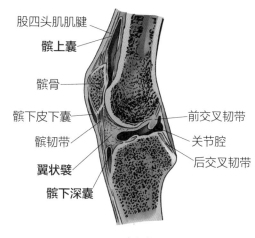

正中矢切面

引起膝伤（膝痛）的
原因及易患人群

3 Chapter

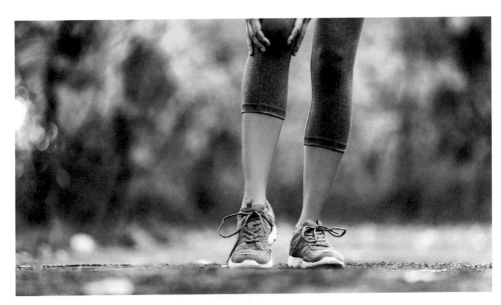

一、膝关节常见伤病及不良症状

1. 骨性关节炎

由于运动时不注意动作的规范，忽视缓冲技术训练，办公室一族忽视腿部训练造成膝关节软骨退化等诸多因素，出现骨性关节炎症状。

慢性骨性关节炎特点为活动多时疼痛加重，休息后减轻，再活动时仍可疼痛，甚至更重。上下楼梯较为困难，只能用好腿或症状轻的一条腿拖着疼痛腿上下楼梯，而不能像正常人一样两腿交替上下楼梯，往往是下楼梯比上楼梯更困难。关节扭伤、着凉、过劳常可诱发或加重关节疼痛。疼痛严重者腿不能活动，而且影响睡眠。

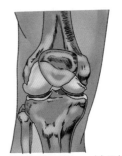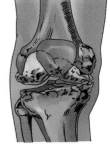

正常膝关节　　被骨性关节炎破坏的膝关节

2. 膝软

膝软就是通俗讲的"打软腿"，行走中膝关节突然发软，欲跪倒或摔倒的现象，可能伴有剧痛。

针对膝软的训练方略以增加腿部肌肉力

量为主，同时减少踏跳和跑动时体重对膝关节软骨的冲击。增加腿部肌肉力量的训练动作可参见第二章"膝关节伤病预防训练"。

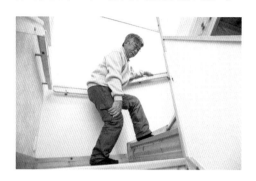

3. "胶着"现象

膝关节退化或外伤后，可能出现"胶着"现象，即关节在某一位置较长时间静止不动之后，再活动时非常疼痛，屈伸不能，必须缓慢地逐渐活动一会儿，"胶着"现象才会逐步消失，膝关节才能屈伸运动。如坐公共汽车，往往需要提前一站站起，充分活动关节后，才能完成下车动作。膝关节扭伤后、膝关节手术后，也常会出现"胶着"现象。

"胶着"现象的康复训练原则是膝关节屈曲度训练、灵活度训练兼顾腿部肌肉训练。以上训练本书会有详细介绍。

4. 关节绞锁

绞锁是指在行走等运动过程中，膝关节突然被锁在某一位置上不能运动，像有东西将关节"卡住"一样，常需要试探着将关节摇摆屈伸，往往在感到"咯噔"响后，关节才恢复原先的活动。关节软骨剥脱形成的游离体及破裂的半月板是引起关节绞锁的常见原因。一般膝关节运动伤，或是不成功的手术，均可造成膝关节绞锁现象。

若膝关节出现绞锁现象，建议去医院运动医学科进行治疗。

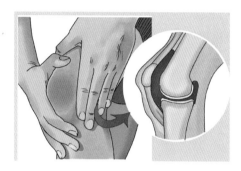

5. 膝关节功能障碍

由于软骨破坏、骨赘形成、滑膜增生，导致膝关节不能完全伸直，屈曲也不完全，不能下蹲和持重，甚至坐便都困难。

避免膝关节功能障碍的原则是在医院检查确保膝关节结构完整的情况下进行相应的功能性训练。膝关节功能性训练包括伸直训练、屈曲训练、肌肉力量训练、关节本体感觉训练、平衡性训练等，这些训练要根据患者的具体情况进行针对性练习。所有膝关节功能训练内容在本书中均有详细介绍。

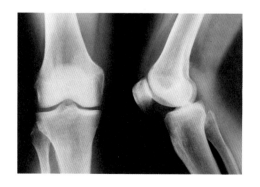

6. 膝关节畸形

随着慢性关节炎发展，抑或以上所提到的膝关节疾患未得到及时治疗和功能性训练，关节退化严重，膝关节变粗大，出现畸形，如中老年O型腿。街头上经常看到有老年人出现O型腿，其实很多情况都可以通过中老年膝关节功能性训练予以预防。中老年人根据本书第四章"中老年膝关节保健与自我护理训练"进行膝关节功能性训练，将有效减少中老年人患有O型腿的几率。

> **Tips**
> 　　O型腿患者需先去医院进行治疗，遵医嘱后再进行本书的膝关节功能性训练。

7. 关节肿胀

关节肿胀来源于滑膜增生和关节内积液，初期常因扭伤、着凉而发作，以后可能变为持续性肿胀，同时伴有关节活动时的摩擦感或弹响声。

8. 急性外伤性膝关节疾患

运动人群常会出现外伤性膝关节疾患，或者从高处掉下、交通事故、工伤等意外也会产生急性外伤性膝关节疾患。

其中常见的损伤有：骨折、膝关节附属韧带的撕裂或断裂、膝关节附属肌腱的撕裂或断裂、半月板损伤或撕裂、胫骨平台软骨伤、关节囊受损等。出现以上情况应及时就医，痊愈后可以根据本书第五章"膝关节手术前与手术后康复训练"进行膝关节康复训练，直至患者膝关节康复到受伤前的水平。

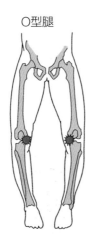 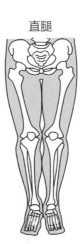 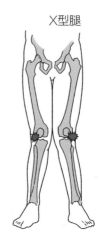

O型腿　　　　直腿　　　　X型腿

二、引起膝伤（膝痛）的五大原因

1. 膝关节虚弱型

膝关节及其附属结构过于虚弱，此种情况增加了膝关节受伤的几率，并会使膝关节退化时间提前，缩短膝关节寿命。

此类人群常见于经常在办公室工作而缺乏运动者，如办公室白领、企业管理者、行政人员、教师等，这类人群在摔倒或滑倒时，膝关节受伤几率和受伤程度也高于其他职业，同时他们出现膝关节退化的时间会比其他人群早。

这类人群出现膝关节不良症状有膝软、膝关节骨性关节炎。此类人群在老年后，老年性膝关节疾患的发生率增大。

2. 膝关节劳损型

一种情况是膝关节及其附属结构缺乏锻炼所致；另一种情况是膝关节及其附属结构过度锻炼或者过度体力劳动所致，即运动或体力劳动过度造成膝关节及其附属结构发生劳损。

这类人群出现的膝关节不良症状主要是骨性关节炎及慢性劳损性滑膜炎。

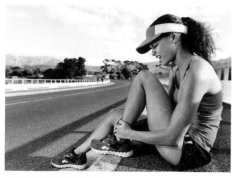

3. 可避免的外伤

不当运动与不当应激方式可造成膝关节外伤。比如篮球运动员空中争抢篮板下落时单脚落地，造成膝关节扭伤，如果该运动员运用受身摔或倒技术即可把膝关节承受的力分散给全身，从而避免膝关节受伤。比如，一些人不慎滑倒或摔倒后扭伤膝关节，也可以用本书介绍的防摔受身技术减少受伤的

几率。

这种情况出现的膝关节伤病主要是急性外伤性膝关节疾患。

4. 老年性膝关节伤病

随着年龄的增加，腿部的膝关节由于过度使用、年轻时不注意保护、老年性退化等原因，造成诸多老年性膝关节伤病。这类人群出现膝关节不良症状或病症有中老年膝关节骨性关节炎、膝软、"胶着"现象、膝关节功能障碍、关节肿胀等。

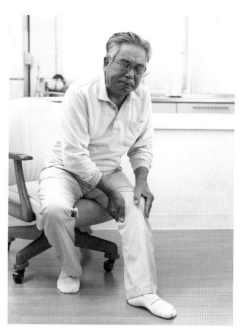

5. 不可抗力造成的外伤

高处坠落、车祸、工伤等造成的外伤都是不可抗力造成的外伤。

无论是可避免的外伤，还是不可抗力造成的膝关节外伤，在医院运动医学科进行治疗恢复膝关节结构形态后，都要进行相应康复训练。

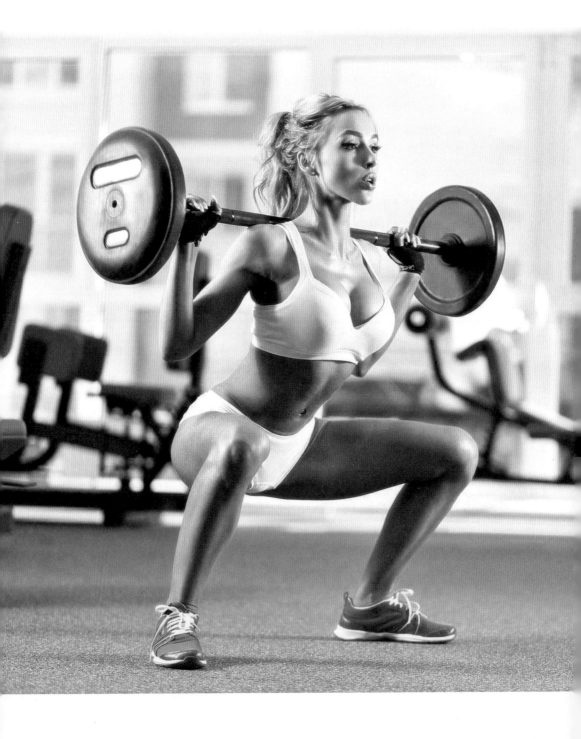

PART 02

膝关节伤病
预防训练

长期进行长跑运动、剧烈弹跳运动以及从事体力劳动，都很容易造成膝关节损伤。同时，长期伏案工作缺乏锻炼，易造成膝关节过早退化，容易得慢性关节病。

很多膝关节疾病在临床上属于顽固性疾病，没有什么特效药，保守治疗则会伴随膝关节疼痛，而且会反复发作；当症状严重到一定程度，多采取手术治疗，例如关节镜微创手术、关节置换等。无论保守治疗还是手术治疗，都会给患者带来极大的痛苦和生活不便。即使经过手术，各种病变仍易反复发作，可能伴随患者一生。

所以与其等待膝关节受伤后被动接受手术治疗，不如通过专门的功能性训练增加膝关节功能，有效延长膝关节寿命，减少膝关节受伤几率。

加固膝关节的
肌肉力量训练

Chapter 1

腿部肌肉尤其大腿部肌肉的力量和神经肌肉控制能力，对膝关节稳固度至关重要，腿部肌肉可以在膝关节受到外力或内力时承担并缓解受力，从而有效地保护膝关节韧带、软骨等辅助结构免于受伤。

所以，若膝关节受伤，必须去医院检查，韧带断裂者要接受手术，即使你的肌肉发达，但随着年龄的增长，一旦肌肉力量不支，关节极容易二次受伤。断裂的韧带等于身挟一枚定时炸弹，随肌肉力量的下降，随

时爆发。

腿部功能性肌肉训练对膝关节有良好加固作用，可明显减少膝关节受伤率，也可加速受伤后膝关节的恢复速度。科学的功能性腿部肌肉训练甚至能让膝关节受伤后痊愈的腿产生比术前更强的运动能力。

以下训练用于无伤关节的加固和功能性加强，以及膝关节伤痛痊愈者使用，以增加腿部机能的恢复速度。

一、股四头肌训练，加固膝关节

● 股四头肌解剖结构与功能

股四头肌位于大腿前侧，为腿部最强肌肉，对加固膝关节起重要作用。股四头肌有四个头，分别称为股直肌、股外侧肌、股中间肌及股内侧肌。四个头向下汇成股四头肌肌腱附着于髌骨，往下接髌韧带止于胫骨粗隆。

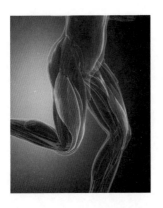

● 股四头肌对膝关节的保护作用

股四头肌收缩时，可以通过牵拉胫骨，产生伸膝动作。良好的股四头肌力量可以使伸膝发力动作更加稳定，同时当人从高处跳下时，在脚着地的一瞬间，人会通过下蹲动作进行冲击力缓冲，此时股四头肌会离心收缩发力抵消这个落地冲击力，从而保护膝关节、脊柱和大脑，减少冲击力给三者带来的震荡，同时减少人在落地一刹那膝关节受伤的几率。

> **Tips**
>
> 由于股四头肌肌腱与髌韧带相连，对于韧带重建术采用自体髌韧带为材料的患者，进行下列训练时，要把训练期向后错开2个月或遵医嘱。

训 练 如 下

1 | 零基础训练——
靠墙静蹲

训练目的

　　靠墙静蹲是提高股四头肌肌力最基础的静力训练，适合各种人群。该动作属于静力训练，由于通过靠墙动作可以控制膝盖与脚尖的位置，所以可以人为控制下蹲时机体对髌软骨和髌韧带的压力。

　　该动作是所有深蹲类动作中对膝关节压力最小的动作，所以该动作可以作为膝关节受伤后的股四头肌维持训练以及伤病膝关节康复期的恢复性功能训练，也可以作为中老年人增加股四头肌肌力的训练。

动作详解

　　背靠墙，双足分开，与肩同宽，身体呈现下蹲姿势，使小腿与地面垂直。大腿和小腿之间的夹角近似90度。不要蹲得太深，以免增加髌软骨压力。保持这个姿势不动，直到力竭。此时双臂可以自然下垂或置于大腿上。

训练组次数

　　每次蹲到力竭为一次训练，休息1~2分钟，再进行下一次训练。训练日不超过4次静蹲训练。

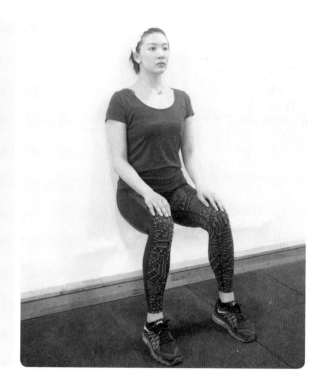

2 | 逐步升级——
坐式深蹲

普通坐式深蹲

训练目的

　　有效提高腿部肌肉力量，同时对坐位到立位动作转换能力有训练效果。中老年和膝关节退化者也可训练。

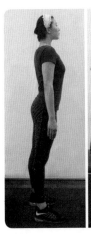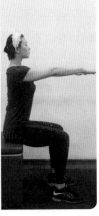

动作详解

　　找一张牢固的凳子，其凳子高度大于等于训练者膝关节高度。训练者站于凳子前10厘米，向下坐，使臀部着实坐在凳子上，然后两腿发力，将身体从凳子上站起，保持直立位。在坐下站起的过程中，脚在地面没有滑动或其他位移。站起时呼气，下坐时吸气。

训练组次数

　　每次训练3~4组，每组训练12~20次。

单腿坐式深蹲

训练目的

　　强化腿部肌肉在单腿支撑身体不稳定状态时的发力，也可有效训练膝关节在单腿支撑不稳定状态时的关节牢固度及本体感觉。该动作也作为单腿深蹲的预备训练。

动作详解

　　找一把牢固的凳子，凳子高度等于或略高于膝关节。坐于凳子上，单侧腿发力，单腿站起并伸直膝关节，另一侧腿抬起悬空；然后单腿下蹲完成下坐。站起时呼气，下蹲时吸气。

训练组次数

　　每次训练3~4组，每条腿均训练8~12次为1组。

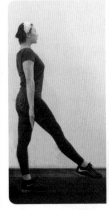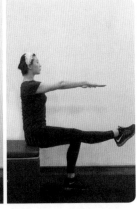

3 全天候训练—— 徒手深蹲

训练目的

全天候训练腿部股四头肌和腘绳肌，有一定静蹲或马步基础者学习徒手深蹲更容易。

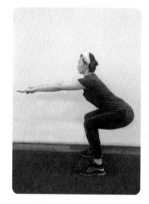

动作详解

两腿分开直立，与肩同宽，双手掌心向下前平举，下蹲动作像扎马步那样向后坐，使膝盖不超过脚尖；当大腿与地面平行时可顶峰收缩1~2秒钟，然后起身回归直立状态，同时双手回摆到身体两侧。下蹲时呼气，站起时吸气。

训练组次数

每次训练3~4组，每组训练12~20次。

> **Tips**
>
> 如果下蹲时膝关节总超过脚尖，或无法完成后坐动作，可在身后放一张矮凳子辅助完成动作。当掌握动作后再撤掉凳子完成徒手深蹲。

4 力量源泉—— 杠铃深蹲

训练目的

提高大腿、臀部的绝对力量，训练股四头肌和腘绳肌，增强腰背及膝关节稳定性和牢固度。

动作详解

直立，两脚略宽于肩，脚趾略微向外，双手握紧杠铃杆（握距宽于肩宽），将杠铃置于斜方肌肌肉肥厚处，从深蹲架上取下杠铃并保持身体平衡。身体尽可能下蹲，大腿至少要与地面平行，控制好膝盖不要超过脚尖以保护膝关节。保持身体挺直或略往前倾，保持下背挺直。

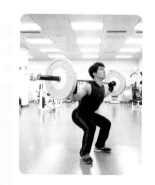

训练组次数

每次训练3~4组，每组训练8~12次，每周训练1~2次。

二、腘绳肌训练，加固膝关节

● 腘绳肌解剖结构与功能

腘绳肌位于大腿后侧，对维持膝关节稳定性和牢固度有很强作用，同时对于维持人体直立和增加跑速起重要作用。腘绳肌包括股二头肌、半腱肌、半膜肌三大部分。

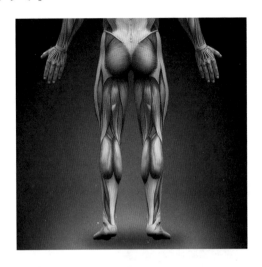

训 练 如 下

1 | 加固膝关节伸直位——
哑铃直腿硬拉

训练目的

强化腘绳肌和臀大肌，从后侧加固膝关节，同时可训练到斜方肌，也可以预防长期久坐者的腰肌劳损。

动作详解

站距同肩宽，膝关节微屈，上身前倾，腰部挺直，两手向下抓到哑铃。然后利用腘绳肌、臀大肌和腰部肌肉发力完成身体的直立，再进行下一次动作。躬身时吸气，起身时呼气。

训练组次数

每次训练3~4组，每组训练8~12次。

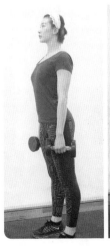
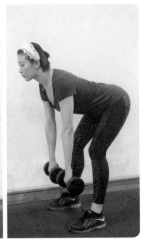

2 | 动作升级—— 杠铃硬拉

训练目的

提高股后肌群、臀大肌、下背及上背的绝对力量，提高腰部和膝关节的稳定性和冲撞时的抗冲击能力。重量选择：60%～85%极限重量。

▶ 动作详解

脚趾朝前，两脚站距宽于臀部。下蹲，掌心向下，在你的双膝外侧位置抓杠。保持下背挺直，脚跟向地面发力。腿、臀、腰、背依次连贯发力拉起杠铃，同时向前推你的臀部，直起腰身，直到杠铃杆拉至大腿前侧。保持1～2秒的停顿，缓慢放下杠铃，但杠铃不触地接下一次动作。

整个过程保持下背和腰部挺直，不要向前弓腰。拉起杠铃时呼气，放下时吸气。

训练组次数

每次训练3～4组，每组训练8～12次，每周训练1～2次。

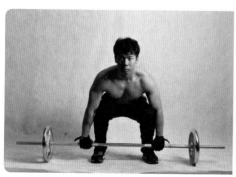
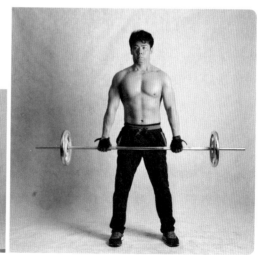

Tips

久坐伏案工作者或有腰椎间盘突出症者不要练习这个强度的杠铃硬拉。

三、臀部肌肉训练

● 臀部肌肉解剖结构与功能

臀部是腰与腿的结合部。其骨架是由两个髋骨和骶骨组成的骨盆，外面附着有肥厚宽大的臀大肌、臀中肌和臀小肌以及相对体积较小的梨状肌。

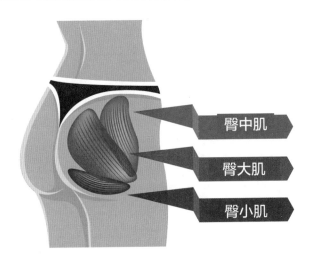

臀大肌：略呈四边形，起自髂骨、骶骨、尾骨及骶结节韧带的背面，肌束斜向下外方，以一厚腱板越过髋关节的后方，止于臀肌粗隆和髂胫束。臀大肌作用是大腿后伸并外旋大腿。

臀中肌：位于臀大肌的深面，起于髂嵴外侧，止于股骨大转子。此肌收缩时能外展和内旋大腿，是髋部主要的外展肌之一。单足站立时，此肌能保证骨盆在水平方面的稳定，对于维持人们正常的站立和行走功能，关系极大。

臀小肌：起于髂骨翼外面，止点于股骨大转子。在固定时使大腿外展。前部使大腿屈和内旋，后部使大腿伸和外旋。臀小肌与臀中肌是平时生活中走路站立保持良好的姿势的重要肌肉。

根据臀部肌群的发力特点，一般使其一同训练。臀部肌群虽然不能对膝关节产生直接加固作用，但其对于维持身体直立行走奔跑起重要作用，良好的臀部肌群可以有效提高身体平衡能力，避免摔倒，从而减少因摔倒造成膝关节受伤的几率。

1 | 负重箭步蹲

训练目的

训练臀部肌群，对股四头肌和腘绳肌也有训练效果。

动作详解

双手可各持一个等重重物。身体正直，右脚向前迈出一大步，同时身体尽量下蹲直到右侧大腿与地面平行，左腿前侧产生明显拉伸感为止。然后收回右腿同时站直身体，换左腿向前迈步完成同样动作。下蹲时吸气，起身时呼气。

训练组次数

每次训练3~4组，每组训练16~24次。

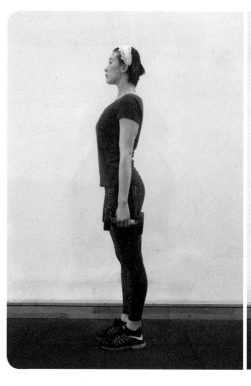
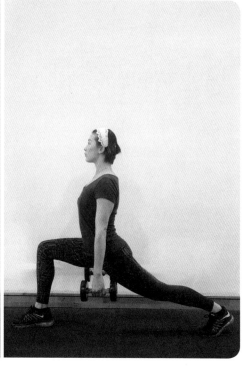

2 | 负重侧步蹲

训练目的

针对性训练臀部肌群和大腿内收肌群，对大腿股四头肌、腘绳肌也有训练效果。

动作详解

双手可各持一个等重重物。身体正直，右脚向右迈出一步，脚尖成45度角，同时身体下蹲至右侧大腿与地面接近平行，注意膝盖不要超过脚尖，不是深蹲位侧步蹲而是浅位侧步蹲。然后收回右脚，左脚向左迈步完成浅位侧步蹲。下蹲时吸气，起身时呼气。

训练组次数

每次训练3~4组，每条腿均训练8~12次为1组。

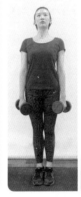
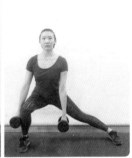

3 | 负重腿部外展训练

训练目的

增强摆动腿的臀中肌肌力，同时增强膝关节的支撑能力和机体平衡能力。

动作详解

双腿脚踝处带沙袋，单腿着地支撑身体，另一条腿髋关节做外展动作，外展高度尽量接近极限。发力时呼气，收回腿时吸气。如果站不稳，可单手或双手扶一固定物保持平衡。

训练组次数

每次训练3~4组，每条腿均训练10~15次为1组。

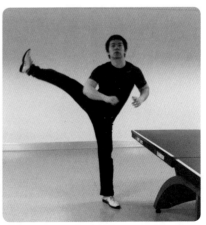

四、大腿内收肌群训练，加固膝关节

● 大腿内收肌群解剖结构与功能

大腿内收肌群由耻骨肌、长收肌、短收肌和大收肌组成。

耻骨肌

部位：大腿内侧上部浅层。

起点：耻骨上支。

止点：股骨粗线内侧唇上部。

功能：近固定时，使髋关节内收、外旋和屈。远固定时，两侧收缩，使骨盆前倾。

长收肌和短收肌

部位：长收肌位于耻骨肌内侧，短收肌位于耻骨肌和长收肌深层。

起点：长收肌起自耻骨上支外面，短收肌起自耻骨下支外面。

止点：长收肌止于股骨粗线内侧唇中部，短收肌止于股骨粗线上部。

功能：近固定时，使髋关节内收、外旋和屈。远固定时，两侧收缩，使骨盆前倾。

大收肌

部位：位于大腿内侧深层。

起点：坐骨结节、坐骨支和耻骨下支。

止点：股骨粗线内侧唇上2／3及股骨内上髁。

功能：近固定时，使髋关节内收、伸和外旋。远固定时，两侧收缩，使骨盆后倾。

> **Tips**
>
> 大腿内收肌群对身体平衡起重要作用，在身体侧向移动时防止身体摔倒，从而减少膝关节受伤的几率。

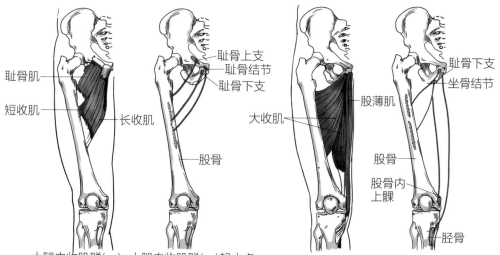

大腿内收肌群(一)　　大腿内收肌群(一)起止点　　大腿内收肌群(二)　　大腿内收肌群(二)起止点

训 练 如 下

1 | 负重侧步蹲

训练目的

该训练除了可以训练臀部肌群外，也可以有效增强大腿内收肌群。

▶ **动作详解**

双手持等重重物，身体正直，右脚向右
迈出一步，脚尖成45度角，同时身体下蹲至
右侧大腿接近与地面平行，注意膝盖不要超
过脚尖。然后收回右脚，左脚向左迈步完成
浅位侧步蹲。下蹲时吸气，起身时呼气。

训练组次数

每次训练3～4组，每条腿均训练8～12
次为1组。

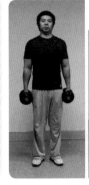
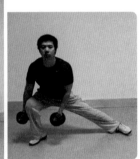

2 | 站立弹力绳内收

训练目的

训练大腿内收肌群肌力，从腿部内侧加固膝关节的稳定性。

▶ **动作详解**

用弹力绳固定一端，另一端拴在右脚脚踝
上。左脚单脚着地，右腿向左侧摆动，使弹力
绳绷紧，在极限位置做1～3秒顶峰收缩。右腿
内收时呼气，回归起始位时吸气。完成规定次
数，换另一条腿。

训练组次数

每次训练2～4组，每条腿均训练12～15次
为1组，组间间隔60～90秒。

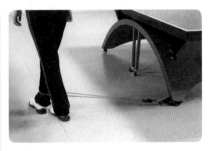

五、小腿三头肌训练，减少膝关节冲击

● 小腿三头肌解剖结构与功能

小腿三头肌位于小腿后群，主要由腓肠肌及比目鱼肌构成。

腓肠肌内外侧头起自股骨内外侧髁，约在小腿中点处移行为腱性结构。

比目鱼肌起自胫腓骨上端后部和胫骨的比目鱼肌线，肌束向下移行为肌腱。

三个头会合，在小腿的上部形成膨隆的小腿肚，向下续为跟腱，止于跟骨。

小腿三头肌对膝关节有固定作用，经过功能性训练，可降低膝关节受伤的几率。

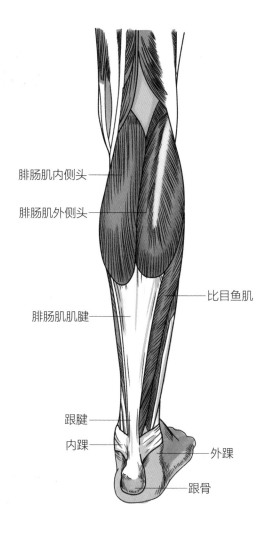

腓肠肌内侧头

腓肠肌外侧头

比目鱼肌

腓肠肌肌腱

跟腱

内踝

外踝

跟骨

训 练 如 下

1 | 坐姿提踵

训练目的

增强小腿三头肌的肌力，尤其针对性刺激比目鱼肌，从后侧加固膝关节。

动作详解

训练者坐于牢固椅子上，膝关节成90度，两脚平放于地，右腿上放一负重物。双手扶住负重物，然后单脚完成坐姿踮脚尖的动作，要求动作慢而有力，小腿肌肉充分收缩后保持1～3秒顶峰收缩。两腿交替训练。踮脚尖时呼气，动作回放时吸气。

训练组次数

每次训练2～4组，每条腿均训练12～20次为1组，组间间隔60～90秒。

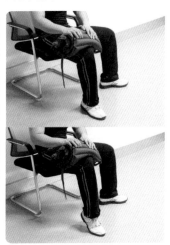

2 | 站姿提踵

训练目的

增强小腿三头肌的肌力，尤其针对性刺激腓肠肌，从后侧加固膝关节。

动作详解

右手单手持一只哑铃于体侧，右脚站在一个固定垫高物上。左手扶一固定物保持身体平衡，抬起左脚并将左脚置于右腿后以使身体的重量更多压到右腿上。右脚踮脚尖至极限，保持1～2秒，然后缓慢下放脚踵。两腿交替训练。提踵时呼气，下放脚踵时吸气。

训练组次数

训练2～4组，每条腿均训练12～20次为1组，组间间隔60～90秒。

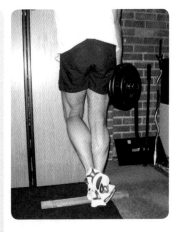

六、综合训练计划，增强膝关节的肌肉力量

训练原则：

（1）每周训练2~3次，隔天进行。

（2）每次训练前需要热身，热身方法可以采用慢跑、楼梯训练、慢速单摇跳绳或骑自行车，热身时间5分钟；每次训练后需要缓解或拉伸，缓解拉伸时间5~10分钟。

（3）以下每周训练计划的训练日名称分别是：第一天"大腿前群+小腿"训练日；第二天：大腿后群训练日；第三天：综合训练日。每周基本训练日为第一天和第二天内容，有余力者可以加入第三天内容。

（4）以下训练计划分A和B两个版本，A计划适合没有训练基础者；B计划适合有一定训练基础者。

训练计划：

1. 综合训练计划 A（适合没有训练基础者）

● **第一天："大腿前群+小腿"训练日**

训练动作	训练组数	每组要求
徒手深蹲	2~3组	12~20次
单腿坐式深蹲（或坐式深蹲）	2~3组	8~12次（或12~20次）
站姿提踵（或坐姿提踵）	4组	每条腿均训练12~20次
站立弹力绳内收	3~4组	每条腿均训练12~15次
靠墙静蹲	1~2组	做至力竭

● **第二天：大腿后群训练日**

训练动作	训练组数	每组要求
哑铃直腿硬拉	3~4组	8~12次
负重箭步蹲	3~4组	每条腿均训练8~12次
负重侧步蹲	2~3组	每条腿均训练8~12次
站立弹力绳内收	3~4组	每条腿均训练10~15次

● **第三天：综合训练日**

训练动作	训练组数	每组要求
徒手深蹲	2~3组	12~20次
哑铃直腿硬拉	3~4组	8~12次
负重箭步蹲	3~4组	每条腿均训练8~12次
站姿提踵	3~4组	每条腿均训练12~20次

2. 综合训练计划 B（适合有训练基础者）

● 第一天："大腿前群＋小腿"训练日

训练动作	训练组数	每组要求
站姿提踵	3~4组	每条腿均训练12~20次
站立弹力绳内收	3~4组	每条腿均训练12~15次
靠墙静蹲	1~2组	做至力竭

● 第二天：大腿后群训练日

训练动作	训练组数	每组要求
杠铃硬拉	3~4组	8~12次
负重箭步蹲	2~3组	每条腿均训练8~12次
负重侧步蹲	2~3组	每条腿均训练8~12次

● 第三天：综合训练日

训练动作	训练组数	每组要求
杠铃硬拉	2~3组	每条腿均训练8~12次
负重箭步蹲	2~3组	每条腿均训练8~12次
负重侧步蹲	2~3组	每条腿均训练8~12次
靠墙静蹲	1组	做至力竭

七、训练后肌肉酸痛的缓解方法

（一）运动后疼痛的识别

运动后很多人会发生身体酸痛，但这个酸痛是正常的迟发性肌肉酸痛，还是其他类型的软组织损伤，则需要进行辨别，以免发生后种情况时贻误治疗时间或者在下次训练时继续积累受伤。

1. 正常运动后肌肉酸痛与肌肉拉伤的识别

（1）按压法

用手指按压肌肉时，正常运动后肌肉酸痛成大面积疼痛，而且有对称性。比如卧推后胸肌疼痛成大面积疼痛，而且是左右胸肌相同部位都有痛感；而肌肉拉伤通常是某一点疼痛，无对称性。

（2）收缩拉伸法

正常运动后肌肉酸痛，在静力拉伸肌肉时疼痛感减轻，用力收缩肌肉时疼痛感加重；而肌肉拉伤表现为拉伸肌肉时疼痛感加重。

此外严重的肌肉拉伤，比如肌肉撕裂情况，会伴有剧烈痛感，而且受伤后马上发作，并伴有局部肿胀和发热。之前，NBA球星亚特兰大老鹰队艾尔·霍福德就曾出现胸肌撕裂，当时必须接受手术缝合治疗。

发现自己是轻微肌肉拉伤后，在下次训练时要避开受伤部位肌肉的发力，待疼痛感完全消失后，再逐步恢复力量训练。

2. 正常运动后肌肉酸痛与关节周围软组织受伤的识别

关节周围软组织，比如韧带、软骨、筋膜等，在训练时也时常发生伤痛。而且有些软组织受伤也会出现迟发性。比如，有时你会发现，突然自己的手腕在某个角度受力时感到疼痛，但你并不知道手腕什么时候受伤。

关节周围软组织的受伤通常与关节活动有关，而且轻微的软组织受伤会使你的关节只在某个角度受力时疼痛，其他角度完全没有反应。迟发性肌肉酸痛没有这种与关节活动角度的对应关系。若发生关节周围软组织受伤，需要减轻训练负荷，让关节在疼痛角度位置不要受力等。

3. 神经受损与肌肉拉伤、软组织受伤的区别

比如腰部在杠铃硬拉时出现腰椎间盘突出，且压迫神经，此时的疼痛和一般的肌肉拉伤及软组织受伤会有不同。主要表现为以下两点：

（1）疼痛会成放射状

通俗地讲就是"串着疼"，比如腰椎受伤后导致髋关节或臀部肌肉疼痛。

（2）麻痹感

比如腰椎受伤后，一条腿或脚趾有发麻的感觉。

有可能，迟发性肌肉酸痛、肌肉拉伤、软组织受伤以及神经受损同时发生，通过以上的自我检测法进行判断，然后及时就医。

> **Tips**
>
> 健身是为了健康，不是为了受伤，科学的健身和自我训练识别很重要。有条件的话，为了科学训练，最好找个训练专家指导一段时间。

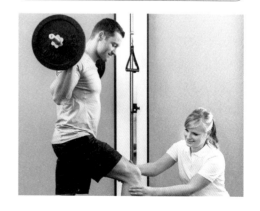

（二）快速缓解迟发性肌肉酸痛的方法

一般人运动完，在12～48小时后会出现迟发性肌肉酸痛。没有运动习惯者初次训练，普通人进行高强度训练，进行了非惯常的运动，或者训练中肌肉离心活动比例较高等情况下，这种酸痛感更容易出现且更加明显，其主要是由肌肉微细结构被破坏所致。

而运动后的肌肉疼痛除正常的迟发性肌肉酸痛外，也可能源自肌肉拉伤或软组织损伤。首先训练者要排除后两种情况，运用上文中"运动后疼痛的识别"先进行自我判断。如果是运动损伤，请及时就医。

如果确定是正常的迟发性肌肉酸痛，训练后避免马上进行热水浴，同时采取缓解肌肉酸痛的常用物理手段：前期冷敷，营养补充，加强拉伸，再生训练，后期按摩，后期热敷。

由于训练后肌肉微细结构破坏，热水浴或热敷会加速受伤肌肉的血液循环，从而使肌肉微细结构的破坏加重，以致酸痛感更强烈。同时热水浴加速肌肉组织的代谢，而热水浴前的训练已经大量消耗了肌肉中肌糖原，再用热水浴继续加速代谢，会增加人的疲劳感甚至会降低血糖。而洗冷水浴或者温水浴，人的疲乏感会明显减轻。

所以训练后的洗浴最好是洗冷水浴，或者在运动主动肌周围进行冷敷。

1. 前期冷敷

大重量训练后最好进行冷水浴或者立即用冰袋冷敷训练目标肌肉，一般冷敷10～15分钟，冰袋与肌肤间隔衣物或毛巾，防止冻伤皮肤。国家举重队在体育总局重竞技馆有专门的冰雪房，国家队选手大重量训练完直接穿内裤进入气温定于0℃的冰雪房，为的就是加速恢复。

2. 营养补充

训练后的2小时内这段时间摄入大量的碳水化合物有利用恢复肌糖原水平，所以训练后应在2小时内进食一餐。

一般性健身训练不必吃营养补充剂，注意适时补充碳水化合物，多吃水果、蔬菜以及补充食物蛋白质即可。

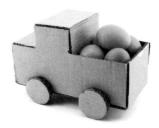

3. 加强拉伸

主要是在训练12小时后，或次日训练其他项目时对酸痛处的肌肉进行拉伸。

4. 再生训练

再生训练即为促进肌肉恢复的训练。

（1）训练条件

该训练需要在运动后24～48小时再进行，此时如果肌肉仍然酸痛，在排除肌肉拉伤和软组织受伤基础上，进行再生训练。

（2）再生训练原理

利用缓式的肌肉全程运动，增加疼痛处血液循环，尤其是增加疼痛处肌肉深部的血液循环，加速肌肉组织细胞恢复和再生，最终达到止痛和增加恢复速度的目的。

训练后肌肉酸痛位置由于训练方式的不同而不同，所以不同肌肉酸痛的再生训练方法也不一样。现以初次爬山后第二天常出现的大腿肌肉酸痛为例讲一个实操案例。此方法同样适用于中老年人。

（1）训练动作

扶物全程蹲起 + 股四头肌拉伸。

（2）动作详解

① 扶物全程蹲起。

离床边或其他固定物约半米，面向床而站立，缓慢下蹲到大腿与地面平行程度，此时肌肉酸痛会加重。如果站立不稳，可以双手扶床增加身体平衡。下蹲后，再缓慢站起身，然后再下蹲，以此反复完成20～30次。

用心体会腿部的酸痛感，当动作次数达15～20次，腿部酸痛感会消失或减退。完成规定次数后，立即进行静力拉伸1分钟。

② 股四头肌拉伸。

训练者一只手扶住固定物保持身体平衡，然后一条腿作为支撑腿，另一条腿膝关节向上屈曲，另一只手抓住脚踝前侧向上拉。训练者可以感到大腿前侧有明显拉伸感，尽量使屈曲腿的脚踝触及臀部，保持30～60秒，再换一条腿拉伸。

拉伸完后，训练者在地面踱步60～90秒，再完成下一次"扶物全程蹲起 + 股四头肌拉伸"。

（3）训练组次数

酸痛发生48小时后进行，每天2次，每次2～4组，直到酸痛感完全消失后停止训练。

5. 后期按摩

训练后不要对目标肌肉和软组织立即进行按摩，否则会增加肌肉微细结构的损伤，使机体伤害加大，恢复速度减慢。

一般按摩放在训练48小时后。如果训练者还是觉得腿部肌肉疼痛，说明训练者的局部代谢能力较弱，肌肉组织恢复效果不佳。此时可以用按摩进行"外力性促循环"。运动后按摩不要按压关节衔接处骨骼末端、软组织和所谓的穴位，更不要使用快速抻拽关节的各种手法，这会增加被按摩者受伤的几率。正确的按摩方法，需要按摩肌肉本身，原则是沿着肌肉的走向挤压推按。按摩完的效果是有放松感，全身很舒服。

6. 后期热敷

训练72小时后，一般肌肉的微细结构破坏完成愈合，通过前面的前期冷敷、加强拉伸、再生训练、营养补充等方法，一般人肌肉酸痛都会消失。但有些久不运动、肌肉恢复能力差者或许还有酸痛，此时需运用热敷法。通过热敷可以加速血液循环以带走愈合后组织周围的剩余代谢产物，并把富含营养和氧气的新鲜血液带到目标肌肉，为超量恢复提供更多养料。

膝关节保健的
正确姿势

2
Chapter

生活中很多不良的姿势和体态会增加膝关节受损的几率，尤其不良姿势的长期作用，会使膝关节过早退化或造成劳损伤痛。本节将阐述几种生活中常见对膝关节有害的不良姿势，并给出应对这些不良姿势的调整方法。

一、搬重物姿势

搬运地面的重物时，如果直接蹲下弯腰搬起重物，很容易伤到膝关节和腰椎。

（一）错误姿势

1. 下蹲后膝关节超过脚尖

下蹲后膝关节超过脚尖，使髌软骨受力过大，长期如此会增加髌软骨退化的几率。很多人采用这种膝关节超过脚尖的姿势下蹲搬取重物，在站起的一刹那会有膝盖骨酸痛或摩擦感，这便是不正确姿势伤害髌软骨的表现。这种伤一般是劳损伤，一般不会马上表现出来。

中老年后，增大腰椎间盘突出的风险。有些人采用前躬身搬取重物（比如电脑、轮胎等），后腰会有突然性的剧痛，那便是不正确姿势造成瞬时腰椎受伤的表现。

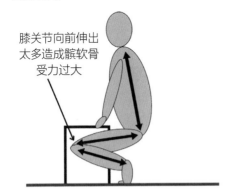

膝关节向前伸出太多造成髌软骨受力过大

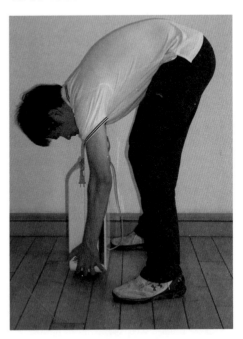

错误的搬重物方式：腰向前躬

2. 腰向前躬

腰向前躬，使腰椎间盘受力过大，尤其

应对方法：

下蹲时膝盖不要超过脚尖；搬起重物时，腰背始终挺直，不要向前躬。

但是，人的自然反应是下蹲膝盖超过脚尖，起身时腰部向前躬。所以，以上两点都需要一定的后天训练，训练后形成更符合人体生理特点的姿势定势，能够有效预防不正确搬重物造成的髌软骨退化和腰椎间盘突出。下文将给出详细的训练方法。

（二）正确姿势

1. 深蹲式搬物法

两腿屈曲，身体下蹲，腰背挺直，身体向后坐，使膝关节接近90度，但膝盖不超过脚尖，两手在两腿之间向下抓。抓到物品后，两腿伸直，靠腿部发力把物品搬起来。动作过程中，腰部尽量挺直。

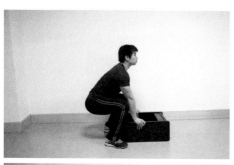

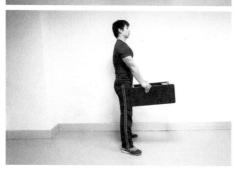

辅助训练：

深蹲式搬物法，动作发力结构近似于单哑铃相扑式深蹲或壶铃相扑式深蹲，所以可以把相扑式深蹲作为深蹲式搬物法的功能训练。经过3～4次相扑式深蹲的训练，便可以完全掌握深蹲式搬物法技术要领。而对于一些膝关节薄弱、腿部肌肉不发达的人士，建议先做三项基础训练，再过渡到相扑式深蹲。这样循序渐进训练，既提高掌握动作的效率，又可以保证训练安全。

升级训练：

（1）靠墙静蹲

详细动作内容见本章第一节。

（2）坐式深蹲

详细动作内容见本章第一节。

（3）徒手深蹲

详细动作内容见本章第一节。

（4）相扑式深蹲

完整模拟深蹲式搬重物的全身发力模式，可以有效增强深蹲式搬重物所需的神经肌肉应激反射能力。

两腿分开，脚尖略向外转，两手持一只哑铃，用两手抓住哑铃铃片内侧。下蹲至大腿与地面几乎平行，下蹲全过程腰部保持正直，膝关节不超过脚尖，动作有点像相扑选手攻击时的起势。然后缓慢提起哑铃至身体直立，重复这个动作，站起身时呼气，下蹲时吸气。

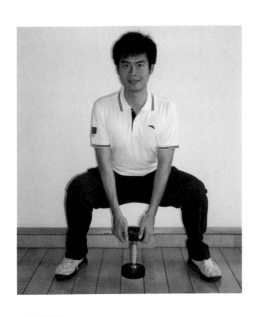

2. 硬拉式搬物法

　　提起地面重物时，膝关节微屈，没有向下蹲和向后坐的动作，腰部始终保持挺直没有向前躬的动作。抬头挺胸，靠腰背和臀部力量提起重物。

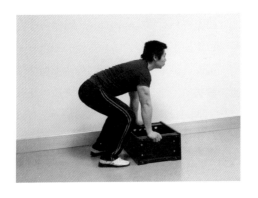

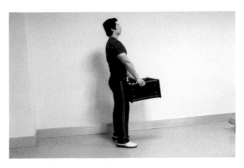

辅助训练：

　　（1）股后肌群拉伸

　　很多人无法完成硬拉动作，或者搬重物时腰椎受力过大造成腰椎损伤，严重者可能造成腰椎间盘突出。但这不全是力量不足的问题，一些程度也是股后肌群过紧、柔韧性不够所造成，所以对于股后肌群的拉伸能有效辅助完成硬拉动作，并减少腰椎的不良受力。

　　① 臀部肌群拉伸。

　　仰卧于瑜伽垫上，一条腿伸直（以右腿为例），身体向右腿侧倾斜，左腿屈曲，双手（或单手）拉住左腿腘窝向上向后用力，感觉左腿臀部有明显拉伸感，保持这一动作1～3分钟；换另一条腿拉伸。

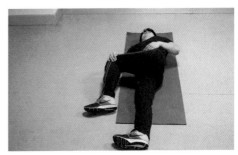

　　② 站姿股后肌群拉伸。

　　训练者身体前倾，双手前伸抓住压腿架杆或抓住拉伸的那条腿，身体前倾的同时腰腿挺直，髋关节尽量向前屈曲，感觉大腿后侧和臀部有明显拉伸感，保持这一姿势1～3分钟。注意，腰不要向前躬。

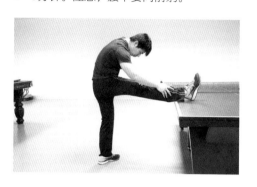

（2）哑铃直腿硬拉

详细动作内容见本章第一节。

（3）杠铃硬拉

详细动作内容见本章第一节。

> **Tips**
>
> 　　如果你膝关节更加薄弱，建议采用硬拉式搬物法，如果你的腰椎较薄弱，建议采用深蹲式搬物法。

二、蹲马桶姿势

　　为了减少膝关节的压力，膝关节薄弱者最好采用的是坐式马桶，坐姿，上肢保持正直完成大便动作。蹲式排便对关节有伤者或中老年人的膝关节会产生过度压力。而平时训练时多做蹲起类动作，可以有效避免蹲式排便对膝关节的伤害。具体蹲起类动作，可以详见第一章。

三、跑步姿势

　　良好的跑步姿势可以有效避免膝关节受到更多冲击，尤其是对膝关节半月板和胫骨平台软骨的冲击。跑步的每一步要充分利用踝关节的缓冲作用及腿部肌肉的离心收缩，倾向于脚后跟直接着地或直接踏地的跑法最伤膝关节。具体跑步的姿势矫正，请详见第三章第一节。

四、下山和下楼姿势

　　上山和上楼对膝关节的伤害要远小于下山和下楼。减少膝关节冲击的下山及下楼方式是侧向下法，这样可以充分利用肌肉的离心收缩将膝关节的冲击降到很小。具体方法请参见本书第三章第二节。

五、高处跳下的正确方法

高处跳下时，由于机体的重力加速作用，膝关节将承受几倍于自身的体重，此时机体的神经肌肉着地缓冲能力将充分减少膝关节所受的冲击。这里需要腿部肌肉的离心收缩缓冲、过渡性摔倒受身和肩滚翻缓冲技术三种技术的综合运用，详细内容请参见本章第四节。

六、有氧训练的选择与膝关节保健

很多人喜欢跑步进行减肥瘦身或者一般性锻炼，而如果训练者的体重过大，会对膝关节产生很大压力，有可能造成膝关节劳损成疾，尤其对于中老年人减肥，更容易出现此类情况。这里给出常见减肥类有氧运动对膝关节冲击力的排行，读者可根据自己的膝关节实际情况选择有氧训练方式。

以下运动对膝关节冲击力排行（由低到高排行）：

有氧游泳（自由泳），有氧游泳（蛙泳），垫面复合有氧训练组合，站立轻器械有氧训练组合，单车运动，椭圆机，有氧操类，跑步机跑，草地越野跑，硬地柏油路面跑。

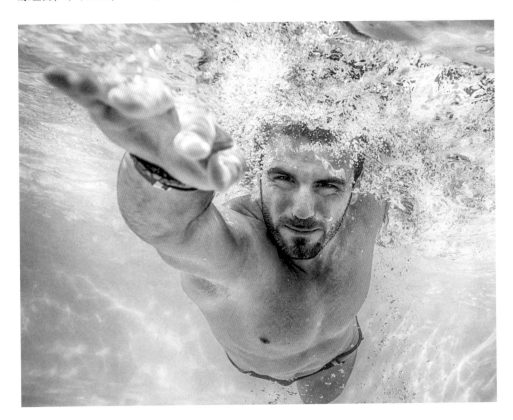

3 Chapter 膝关节不稳定状态下的 平衡训练

在高处跳下、身体单腿站立、受到冲击、站立不稳等情况时，膝关节处于动态平衡状态，此时需要神经肌肉本体感受能力维持膝关节动态平衡，若这种平衡突然被打破，关节产生横向错位或扭转都可能造成膝关节受伤。而人在跑动、跳跃或不平坦地面奔跑时，身体时常处于动态平衡状态。此时良好的神经肌肉本体感受能力和机体平衡能力可有效防止身体摔倒或膝关节受伤。

下面训练正是提高神经肌肉本体感受能力和机体平衡能力的功能性训练，这些训练能有效减少膝关节的受伤。

以下五大训练体系为阶梯性升级系统，如果训练者不能轻松完成上一个等级，不建议进行下一个等级。

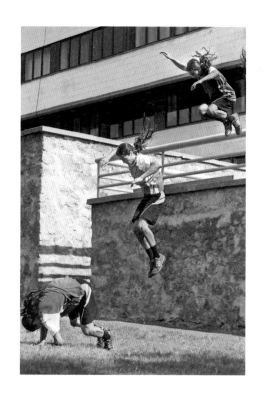

Tips

本节介绍的机体平衡训练，可加在力量训练或肌肉体形训练周期中，使训练者机体关节强度、关节本体感觉得到适应性提高，避免运动伤痛的发生。

一、多维度台阶训练，加强上下台阶时的膝关节受力

训练目的

　　训练多角度上下台阶和上下坡的能力，增强膝关节在上下台阶或上下坡时的本体感觉及肌肉控制力。

1 | 正向台阶训练

动作详解

　　找一个牢固的跳操台或训练箱，训练者面对跳操台站立，左脚踏上跳操台，跟右脚；然后后退到地面，再换右脚踏上跳操台，跟左脚；两腿交替进行。注意控制身体平衡。

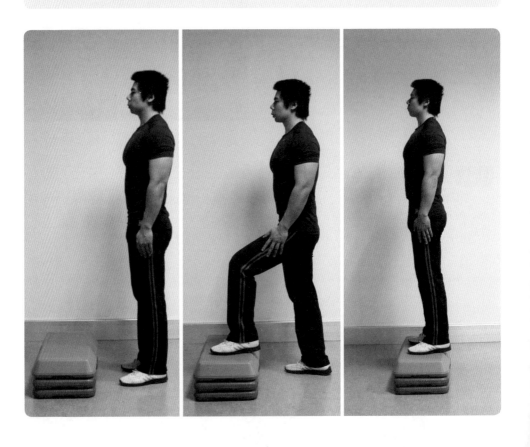

2 | 侧向台阶训练

▶ **动作详解**

　　找一个牢固的跳操台或训练箱，训练者右侧对着跳操台站立，右脚侧向踏上跳操台，跟左脚；然后侧步下到地面。转身，换左脚，侧向踏上跳操台，跟右脚；两腿交替进行。注意控制身体平衡。

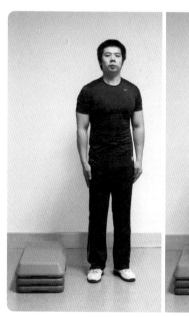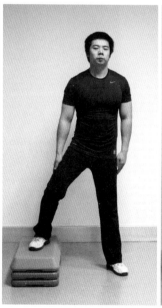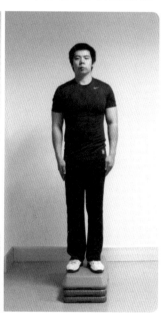

3 | 倒位台阶训练

▶ **动作详解**

　　找一个牢固的跳操台或训练箱，训练者背向跳操台站立，左脚向后迈，踏上跳操台，跟右脚；然后左脚向前迈，跟右脚，走下跳操台。再换右脚在先完成以上动作；两腿交替进行。注意控制身体平衡。可参照"正向台阶训练"和"侧向台阶训练"。

二、平衡盘训练，减少膝关节受伤

训练目的

　　训练膝关节在不稳定地面的稳定性，尤其在乘车等情况下，稳定的膝关节会减少人摔倒的几率。该训练也可减少膝关节在不稳定状态下再受伤的风险。

1 | 双脚平衡盘站立

动作详解

　　双脚站立在平衡盘上，不断调整身体体位，避免摔倒。

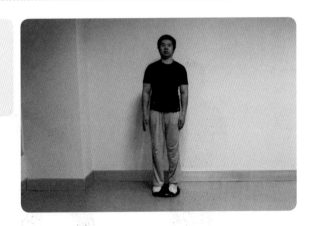

2 | 单脚平衡盘站立

动作详解

　　单脚站在平衡盘上，一条腿自然抬起，保持身体平衡，坚持到极限，换另一条腿完成动作。最初训练时，可以扶住固定物以避免摔倒。

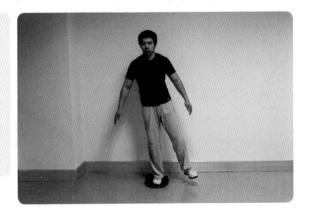

3 | 平衡盘三角站立

训练目的

　　增加膝关节在不平衡状态单腿支撑时的动态平衡能力。在崎岖路面及在失去平衡时，该训练可以有效减少膝关节受伤的风险。

动作详解

　　单脚站在平衡盘上，另一条腿抬起用该侧脚掌轻触支撑腿膝关节内侧，两腿间围成一个三角形，保持身体平衡，坚持到极限，换另一条腿完成动作。最初训练时，可以扶住固定物以避免摔倒。

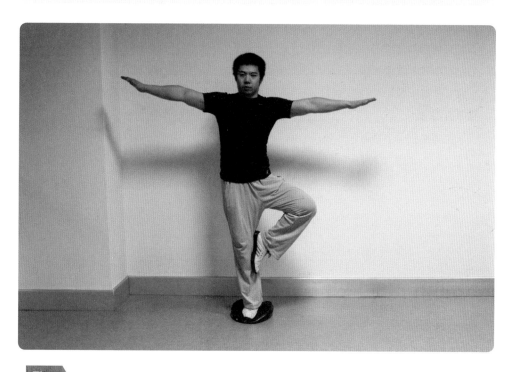

Tips

　　以上训练1～3，任选一种适合自己的平衡盘训练，每次训练2～4组，每组1～3分钟。

三、八方箭步蹲，全角度加固膝关节

1 | 八方箭步蹲

训练目的

　　该训练兼具腿部所有肌群功能力量训练，也是将腿部复合拉伸与腿部力量结合的综合功能性训练。该训练可提高站立位膝关节各个角度的承重能力，同时该训练可有效预防滑倒造成的膝部、踝部扭伤。适合能轻松完成徒手箭步蹲、侧步蹲标准训练组的训练者。

动作详解

　　站立位，身体周围形成以站立者为中心的八个方位：前方，后方，左方，右方，左前侧45度角，右前侧45度角，左后侧45度角，右后侧45度角。分别向以上的这些方位出腿做箭步蹲，分别是左腿前方箭步蹲，右腿前方箭步蹲，左腿左前45度箭步蹲，右腿右前45度箭步蹲，左腿左侧箭步蹲，右腿右侧箭步蹲，左腿左后方45度箭步蹲，右腿右后方45度箭步蹲，左腿向后侧反式箭步蹲，右腿向后侧反式箭步蹲，整一个循环共10次箭步蹲。下蹲时吸气，站起身时呼气。

训练组次数

　　每组做3~4个循环。

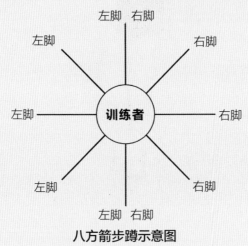

八方箭步蹲示意图

Tips

　　图中"左脚"字样表示训练者左脚的出脚方位，图中"右脚"字样表示训练者右脚的出脚方位。

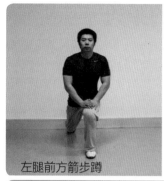
左腿前方箭步蹲

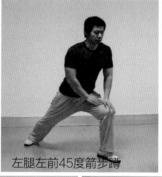
左腿左前45度箭步蹲

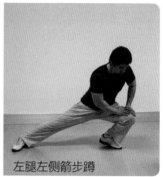
左腿左侧箭步蹲

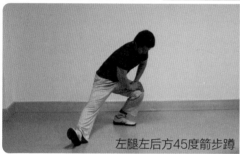
左腿左后方45度箭步蹲

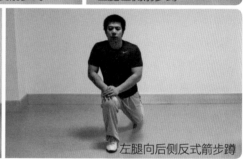
左腿向后侧反式箭步蹲

Tips

（1）上图为左腿箭步蹲示意图，右腿箭步蹲请参加左腿动作即可。

（2）后45度角方位的箭步蹲对膝关节压力较大，训练时需特别注意。如出现疼痛可先放弃两个后45度角方位的箭步蹲，只做其他方位的箭步蹲动作，待膝关节适应训练后再进行全方位箭步蹲训练。

2 | 负重八方箭步蹲

训练目的

该动作是八方箭步蹲的升级版，最好的负重方式是穿着沙衣。双手提哑铃完成动作会改变人体重心位置和动作结构，沙衣训练更容易上手。由于负重的原因，人体膝关节会承受更大来自各个方向的力量，从而增加膝关节对各个方向踏跳及不均匀受力时的适应能力。

动作详解

穿着沙衣，按八方箭步蹲的动作要领完成动作。

训练组次数

每组做3~4个循环。

四、多维跳跃训练，加强跳跃中的膝关节功能性保护

1 | 双脚单向跳跃

训练目的

训练人体在跳跃的起跳或落地时，膝关节承受冲击力的能力；同时提高落地一刹那不平衡状态下膝关节及其附属结构本体感觉能力。

动作详解

双脚向前跳、左侧跳、右侧跳、后跳各一次，记作一个循环，这样的循环完成6～10个为1组。注意双脚落地时，腿部有微蹲的动作以作为缓冲，减少膝关节的冲击力。

训练组次数

每次训练2～3组。

2 | 八方跳跃训练

训练目的

训练膝关节全角度起跳和落地时承受冲击力的能力，该训练可有效减少人体因一脚踩空或失去平衡时受伤的几率。

动作详解

站立位，身体周围形成以站立者为中心的八个方位。前方，后方，左方，右方，左前侧45度角，右前侧45度角，左后侧45度角，右后侧45度角。训练者双脚向以上八个方向分别跳跃，记作一个循环，3～4个循环为1组。注意双脚落地时，腿部有微蹲的动作以作为缓冲，减少膝关节的冲击力。

训练组次数

每次训练2～3组。

3 | 单腿跳跃训练——侧向跨跳

训练目的

　　增加膝关节承受侧方切向力的能力，预防人在侧向突然受力时（比如侧向被撞、侧向滑倒）膝关节的受伤。

▶ **动作详解**

　　训练者两脚站立，站距与肩同宽。右脚向右侧方蹬地，身体向左侧跨步跃起，身体有一定腾空时间，左脚脚尖先着地，然后慢慢过渡到全脚掌，以通过踝关节足背屈动作和小腿三头肌离心收缩进行缓冲，减少膝关节所受压力。再换左脚向左侧方蹬地，身体完成向右侧的跳跃。训练时注意调整呼吸节奏，两臂依节奏前后摆动以增加身体平衡。

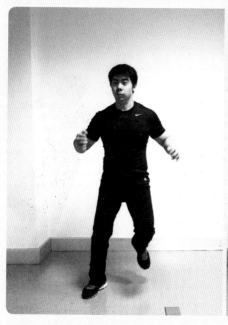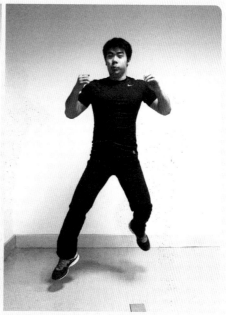

训练组次数

　　每次训练3~4组，每组左右各跨跳6~10步。

4 单腿多维跳跃训练

训练目的

　　提高膝关节承受前跳、后跳、侧向踏跳所产生冲击力的能力，也可以提高膝关节承受前后方压力以及侧方切向力的能力，对提高膝关节本体感觉有良好帮助。该训练可有效减少单脚踏跳时受伤的几率。

动作详解

　　训练者两脚站立，站距与肩同宽。右脚单脚着地，分别向前、向后、向左、向右各跳跃1次，这样的前后左右循环着做4次，再换左脚单脚着地完成4次4连跳，这样为1组。训练时注意调整呼吸节奏，两臂依节奏前后摆动以增加身体平衡。

训练组次数

　　每次3~4组。

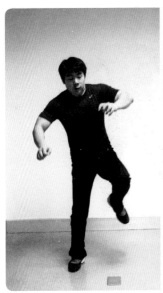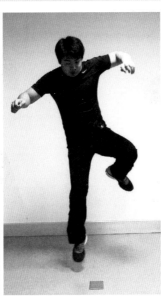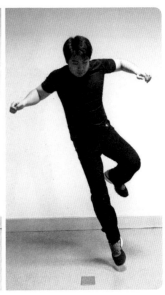

Tips

　　图片仅展示了由右向左的单脚跳跃动作，其他方向的跳跃动作训练者根据文字描述自行完成。

5 | 纵跳训练

训练目的

训练人体直腿腾空，着地时膝关节保护性本体感觉能力。

动作详解

训练者身体直立，两腿站距与肩同宽。先微蹲蓄力，然后两脚踏地用力跳起，人体滞空时膝关节伸直。在双脚着地的刹那，身体自然微蹲，用腿部肌肉发力抵消着地时的碰撞力。

训练组次数

每次4组，每组15次。

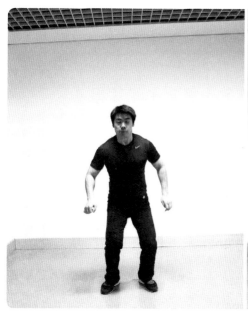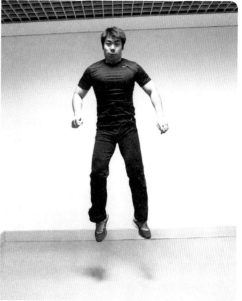

Tips

该动作还可以纤细小腿，可作为女士塑形训练的一部分。

五、多角度跳箱训练，加强膝关节抗冲击能力

1 | 正向跳箱

训练目的

很多膝关节急性损伤发生在人体起跳和起跳后落地的一刹那，本训练目的在于训练人体起跳时膝关节的抗冲击能力，使膝关节适应突然性的起跳动作。

> **动作详解**
>
> 训练者站在30～40厘米高的楼梯或跳操台、固定训练箱前。微蹲蓄力，然后两脚踏地用力跳起，平稳落在楼梯上，再缓慢跳下楼梯或走下楼梯。
>
> **训练组次数**
>
> 3～4组，每组12～15次。

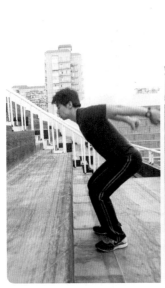
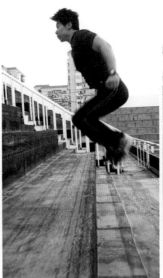
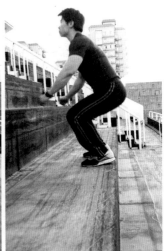

2 | 侧位跳箱

训练目的

　　本训练目的在于训练人体侧向起跳时膝关节的抗冲击能力，使膝关节调节适应侧向爆发性起跳动作。

动作详解

　　准备好牢固的跳操台或训练箱。身体侧对跳操台，微蹲蓄力，然后两脚踏地用力跳起，侧位站于跳操台上，再缓慢跳下箱子或走下跳操台。

训练组次数

　　3~4组，每组6~8次。

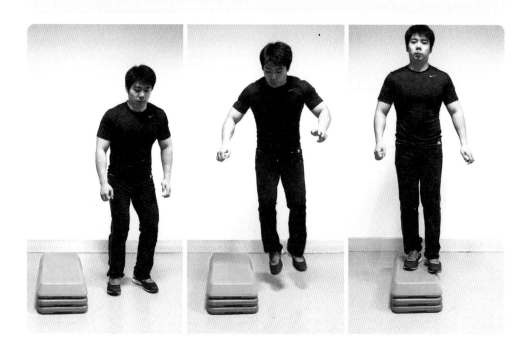

3 | 转身跳箱

训练目的

　　训练人体膝关节适应加入扭转发力的跳跃动作，该训练可降低人在扭转跳起动作时交叉韧带受伤的几率。比如打篮球、舞蹈、花样滑冰中就有很多身体扭转动作的跳起，所以该训练动作也可作为以上运动的专项辅助训练。

动作详解

　　训练者站在牢固的跳操台或训练箱前。微蹲蓄力，然后两脚踏地用力跳起，跳起的同时腰腹发力使人体在空中完成180度转体，背向身位跳上跳操台；也可以背对跳操台，通过空中扭转，正向身位跳上跳操台。下跳操台时可以走下，也可以180度转身跳下跳操台。

训练组次数

　　3～4组，每组12～16次。

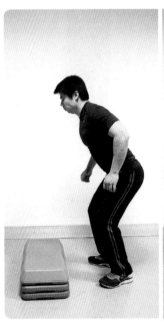
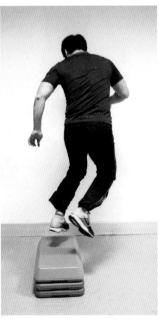
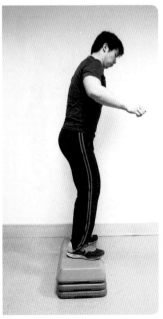

六、膝关节不稳定状态下的平衡训练计划

训练原则：

（1）本训练计划适合有一定力量基础者，如果膝关节有伤或者术后尚未完全康复，不建议用此计划。

（2）对于有训练基础者，本训练计划可以加在力量训练或肌肉体形训练之前，作为热身活动；也可以加在力量或肌肉体形训练之后，作为缓解肌肉疲劳训练。同时也可以单独进行肌肉平衡训练。

（3）多角度跳箱训练不适合作为热身或疲劳缓解训练使用。

训练计划：

1. 计划前热身训练或计划后缓解疲劳训练

（1）计划前热身训练：原地小步跑，原地蹲起，活动踝关节、膝关节，涮腰，原地正压腿，原地侧压腿。训练2~4组，内容自选。

（2）计划后缓解疲劳训练：大腿拉伸，原地踏步。训练2~4组，内容自选。

2. 机体平衡训练组

训练项目	训练动作	训练组数	每组要求
多角度跳箱训练	双腿跳箱	3~4组	12~16次
多维跳跃训练	双腿跳跃、单腿跳跃、八方跳跃、纵跳，根据自身条件任选一种	3~4组	12~16次
八方箭步蹲	八方箭步蹲或负重八方箭步蹲，根据自身条件任选一种	3~4组	每组3~4个循环，每个循环10次动作
平衡盘训练	平衡盘双脚站立、单脚站立或三角站立，根据自身条件任选一种	3~4组	静力训练1~3分钟
多维度台阶训练	徒手动作或负重动作，根据自身条件任选一种，但三个方向都要做	每个方向做2~4组	每组20~30次，或者每组做1~3分钟

倒地受身缓冲技术，
摔倒也不会伤到膝关节

4 Chapter

所谓受身技术是指人在失去平衡、摔倒、被绊倒或被碰撞不得不倒地时，如何倒地可以减轻身体受伤或免于受伤的技术，可以用来保护大家的膝关节，并减轻人在不慎摔倒时的受伤。

无论是青少年时期的摔倒，成年后事故和意外时的摔倒，还是老年的摔倒，都可以运用本书提供的这套技术免于或减轻受伤程度。

1 | 正确的向前摔倒方法——前扑受身

训练目的

减少突然向前摔倒时身体的受伤程度。

动作详解

由站立位开始，突然向前扑倒；两腿尽量下蹲，双脚向后蹬并双腿叉开以减少上肢与地面的距离，从而增加缓冲效果，脚尖触地，脸向一侧以免鼻子碰到地面。

具体动作分析如下：

（1）下蹲并叉开腿：减少上肢与地面的距离，减少冲击力。

（2）脚尖触地：防止膝盖磕到地面；如果脚尖无法支撑身体，要尽量使大腿整个贴地以增大受力面积，减少膝关节损伤。

（3）双掌触地后肘关节主动屈曲，手臂肌肉进行离心收缩缓冲：防止戳伤手腕软组织和手舟骨，同时降低受伤的风险。

（4）头歪向一侧：防止前扑摔倒时撞伤鼻子。

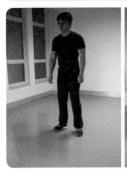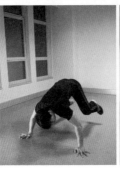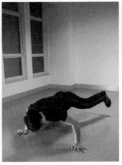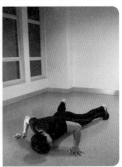

2 | 正确的向后摔倒方法——
双臂展开飞鸟式缓冲

训练目的

此训练可在遭到前方大力猛推或失去平衡向后倒摔时使用，以减轻身体与地面接触碰撞造成的伤害，同时可以保护后脑免于受伤。该技术可在足球运动时，用于被对方选手撞倒后的自我保护；也可在篮球运动中，当篮下被撞倒后，进行防伤保护。

◤ **动作详解**

站立位开始，当受到前方大力猛推或失去平衡向后倒摔时，先下蹲，利用腿部肌肉离心收缩进行缓冲，待蹲位失去平衡时顺势后倒，臀部着地，接着腰部、下背、上背依次圆滑地着地。在上背着地之时，伸双手，张开手掌拍地作为最后缓冲。整个过程中，收紧下巴，头部前伸以免后脑着地。

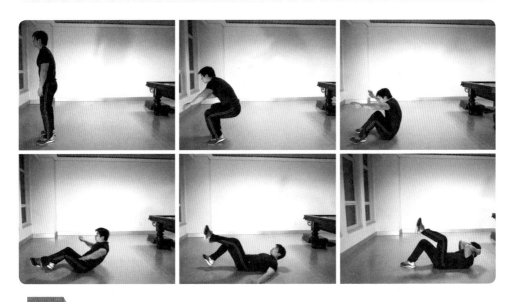

Tips

张开手掌的目的在于增大身体与地面的接触面积，减少身体与地面碰撞造成的伤害。

3 | 正确的侧向摔倒方法——
侧倒滚身掌拍受身法

训练目的

目的在于减少侧倒时的受伤程度。该技术可用于足球运动员被侧位撞倒时进行膝关节防伤保护；也可以用于篮球运动员篮下争抢侧倒时进行自我保护；同时当篮球运动员篮下抢篮板不慎踩到其他人脚时，可以利用侧倒滚身掌拍受身法主动倒地，使整个身体分摊膝关节和踝关节的一点受力，从而有效避免篮下踩脚造成的膝部或踝部受伤。

动作详解

以右侧身倒地为例，站立位开始。向前抬右腿并左转身体，左脚始终着地，就像单腿深蹲那样下蹲到极限。当左脚无法承受身体重量时，再接右侧臀部着地。着地瞬间身体圆滑地向后滚动；当圆滑地向后滚动要达到颈椎时，右掌向下拍地进行最后缓冲。

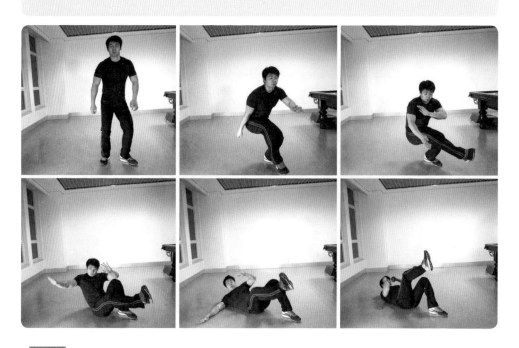

Tips

抬哪条腿就向哪个方向倒，比如抬左腿就向左侧倒，抬右腿就向右侧倒。

4 | 前方肩滚翻（软式前滚翻）

训练目的

　　被人从后方推倒或撞倒，或者奔跑、骑自行过程中，突然被绊倒，可以通过硬地肩滚翻进行受身以减少身体因撞击地面而受到的潜在伤痛，也可作为高处跳下时的缓冲受身动作以减少着地震荡对腰腿以及脊柱、大脑的伤害。

动作详解

　　假想有人从我后方进行大力猛推。我右脚在前，左脚在后成浅位前弓步；右手前伸，身体前扑，用右手手掌撑地并顺势接右小臂、右大臂、右肩、右侧上背、左侧下背，依次圆滑地向前滚出，直到左侧臀部着地；待双脚着地后，左手可轻抚地面以增加缓冲效果。站起后仍为右脚在前、左脚在后的浅位前弓步状态。

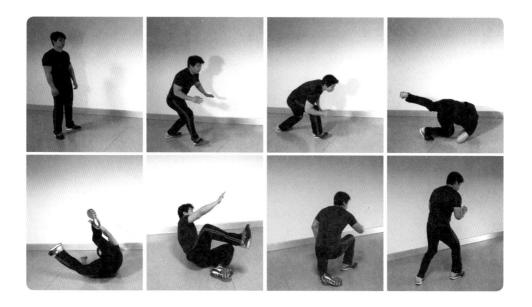

膝关节受伤时的

应急处理

无论是篮球、足球的运动意外受伤，还是不慎摔倒、滑倒的膝部受伤，抑或是跑步、登山的劳损伤，其紧急受伤后需要马上处理。无论伤重与否，合理的处理方式会减少进一步受伤，增加康复速度。习惯的错误处理方法则会适得其反。

正确的处理方法可概括为"RICE"。

正确处理1：

R为Rest的首字母，就是受伤后要马上停止活动，目的是避免组织进一步损伤或者活动时已损伤的软骨硬骨又损伤到其他部位。

习惯性错误：

人们平时扭伤脚踝或膝关节经常会自己活动，甚至去找人按摩，又揉又捏，觉得这样好得快，其实这样做会使受伤面积进一步扩大，如果是韧带的撕裂、断裂，或者骨折情况，自行活动关节或按摩很可能在原有损伤基础上造成新伤。

正确处理2：

I为Ice的首字母，原意是冰，在这里指膝关节受伤后要马上冰敷和降温。

刚刚受伤时，应该马上冰敷，而且48～72小时之内都要冰敷，因为创伤的急性出血期是在伤后48～72小时，冰敷的作用是

为了收缩血管，尽可能减少更多的内出血。下一步，无论是接受手术治疗，还是进行保守治疗，伤后48～72小时内冰敷都会为进一步的治疗和康复打下良好基础。同时，受伤后冰敷还有良好的镇痛效果。但需要注意的是，如果膝伤伴有皮肤、肌肉出血，冰敷要避开出血位置，并马上进行止血处理。

受伤者要等到没有新的出血之后，才能考虑热敷来促进血液循环。

冰敷时，还要注意以下细节。

（1）冰敷温度

不要往冰袋里装入冰块就直接冰敷。刚从冰箱里拿出的冰块，和冰箱冷冻室温度一致，有可能是零下5℃，也可能是零下15℃。如此低温度的冰敷会冻伤组织，只有加入适量水成为冰水混合物才能让温度适中。另外，冰块是固体，有棱角，和肢体接触面不均匀，冰块表面贴附区域可能太凉，非紧贴区域又可能无法冰敷到，所以要加水让整个冰袋变成软的水囊，柔软均匀地接触到需要冰敷的区域。

最好的冰敷温度是0℃，而得到0℃低温的最简单方法就是冰水混合物。一般冰水质量比例为1：1，也可以水略多一些。

（2）专业冰袋与应急冰袋

冰敷时可以选用专业的运动医学冰袋。

若身边没有专业冰袋，可以用塑料袋应急代替。但要注意塑料袋要用白色或透明塑料袋，至少用两层，袋中盛入冰水混合物后将袋口扎紧。要确定无漏水点方可进行冰敷，否则漏水可能污染伤口，增加感染的风险。

也可以买一瓶冰镇饮料，倒在塑料袋里充当冰袋使用。没有合适的塑料袋时可以直接倒在毛巾、手帕之类织物上，浸润低温后直接冰敷。在野外游玩时也可以直接用小溪小河里的水浸泡，但要注意，如果水流太湍急，不能直接把受伤肢体浸入水中，因为水流的冲击力对组织也有刺激作用，这类似于按摩，有增加组织进一步受伤的风险。也可以买根冰棍包上毛巾替代冰袋使用。安全套也可以作为应急冰袋使用，要注意扎紧袋口。

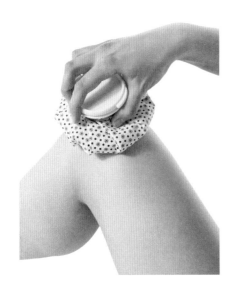

（3）皮肤破损时的冰敷

若膝关节扭伤并发皮肤破损，皮肤有伤口的话，一定要先垫上一层干净不透水且非保温隔热材料，不要让冰袋上凝结的水滴流入伤口增加感染风险。

习惯性错误：

受伤后立即热敷，比如用热毛巾或热水袋热敷扭伤处。创伤后的急性出血期是在伤后48～72小时内，热敷会增加血液循环，易使受伤处的血管大量出血，增加内出血的症状，使伤情加重，给后续的治疗带来困难。

正确处理3：

C是Compression的首字母，指加压包扎的意思。如果受伤的当时条件允许，可以使用弹力绷带对损伤局部加压包扎，不但可以固定局部，避免损伤加重，同时一定的压力可以避免过度出血肿胀等情况。

但是，包扎并不是越紧越好，太紧会影响血液循环，造成肢体缺血，严重时会增加肢体因为缺血坏死的风险。包扎力度适度，大致松紧程度是可以在绷带里很容易地塞进一根手指（通常是食指）。

习惯性错误：

（1）膝关节扭伤后强行让膝关节运动，或让患肢强行走路。

（2）受伤后用过大力量进行包扎，使受伤处皮肤因缺血而发紫。

正确处理4：

E是Elevation的首字母，这里指抬高患肢，把受伤的肢体垫高，最好是高于心脏的位置，这样有利于整个肢体血液和淋巴液的回流。比如膝关节严重受伤，人无法走路，在担架和病床上时，要用被子或吊带抬高患肢以加速血液和淋巴液回流至心脏。

膝关节保护的
生活习惯调整与保健菜品

一、生活习惯调整

膝关节的退化与劳损在体重超重人士中出现的几率更高，体重超重人士出现膝关节退化与劳损的症状也要明显早于体重适中人士。人体体重每超重1千克，其膝盖部位需多承受体重增加量的6倍重量。例如，人超重5千克，他的膝盖就得多负担30千克。因此应尽量避免身体肥胖，防止加重膝关节的负担，一旦身体超重，就要积极减肥，控制体重。

注意走路和工作时的姿势，避免长时间下蹲，因为下蹲时膝关节的负重是自身体重的3~6倍，工作时下蹲（如汽车修理工、房屋装修人员）最好改为低坐位（坐小板凳）；久坐或久站也要经常变换姿势，防止膝关节固定一种姿势而使某点受力过大过久。

走远路时不要穿高跟鞋，要穿厚底而有弹性的软底鞋，以减少膝关节所受的冲击力，避免膝关节发生磨损。

参加体育锻炼时要做好准备活动，轻缓地舒展膝关节，让膝关节充分活动开以后再参加剧烈运动。练压腿时，不要猛然把腿抬得过高，防止过度牵拉膝关节。下蹲位置不要太低。

骑自行车时，要调好车座的高度，以坐在车座上两脚蹬在脚蹬上、两腿能伸直或稍微弯曲为宜，车座过高、过低或骑车上坡时用力蹬车，对膝关节都有不良影响。

膝关节遇到寒冷，皮下血管收缩，血液循环变差，往往会加重旧伤或膝痛，故在天气寒冷时应注意保暖，必要时戴上护膝，防止膝关节受凉。

有膝关节骨性关节炎者，尽量少上下楼梯、少登山、少久站、少提重物，避免膝关节的负荷过大而加重病情。

有膝骨关节病者，既要避免膝关节过度疲劳，又要进行适当的功能锻炼，以增加膝关节的稳定性，防止腿部的肌肉萎缩，这不仅能缓解关节疼痛，还能防止病情进展。不要以为只有休息不活动，才能保护好患病的膝关节。

在饮食方面，应多吃富含蛋白质（尤其是胶原蛋白）、钙质、异黄酮的食物，如牛奶及奶制品、大豆及豆制品、鸡蛋、鱼虾、海带、黑木耳、鸡爪、猪蹄、羊腿、牛蹄筋等，这些能补充蛋白质、钙质，防止骨质疏松，使骨骼、关节更好地进行钙质的代谢，缓解关节炎的症状。

二、膝关节保健菜品

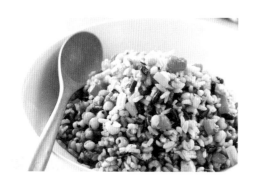

糯米薏仁饭

● 食疗效果

红豆含有蛋白质、脂肪、糖类、B族维生素、钾、铁、磷等。丰富的铁质能让人气色红润，还有补血、促进血液循环、强化体力、增强抵抗力的效果。糯米含较多膳食纤维，可防止便秘，在膝关节手术后头几天，可以把糯米的比例适当增加。

● 材料

A 糯米150克，薏仁150克，红米30克，红豆30克

B 胡萝卜60克，芹菜60克，鲜香菇2朵，食用油适量，盐1/3小匙

● 做法

1. 将所有材料A洗净，以温水泡2小时，沥干水分，备用。
2. 胡萝卜洗净去皮，切小丁；芹菜去除粗纤维，切小丁；香菇洗净切小丁，备用。
3. 热一锅，放入少许食用油，加入胡萝卜丁、芹菜丁、香菇丁炒香。
4. 续与泡好的材料A、水和盐一同放入电饭锅内，蒸熟即可。

猪肝菠菜粥

● 食疗效果

猪肝中含有丰富的蛋白质、大量的维生素A，远超过鱼肉蛋奶等食品，同时矿物质钙、铁、磷、锌、硒、钾等含量较高，有补血壮骨、增加免疫力的功效。同时菠菜中的膳食纤维可以润肠通便，在膝关节手术后头几天，可以适当增加菠菜的量。

● 材料

猪肝80克，菠菜250克，大米60克，食用油、盐各适量

● 做法

1. 将大米用清水浸泡2小时左右。
2. 将猪肝洗净，用清水浸泡3小时左右，期间不间断更换清水。
3. 将菠菜洗净，汆烫一遍，切碎。
4. 将浸泡好的大米放入砂锅中，一次性加足适量的清水，煮至大米黏稠，放入猪肝，煮至猪肝熟透。
5. 放入菠菜和适量盐，大火煮滚即可。

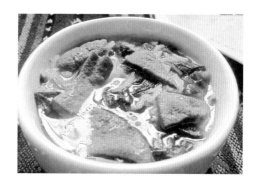

香煎三文鱼

● 食疗效果

　　三文鱼中含有丰富的不饱和脂肪酸，能有效降低血脂，防治心血管疾病；其含有的虾青素，有强力抗氧化效果；其含优质的蛋白质，是不错的蛋白质食材来源。

● 材料

三文鱼400克，食用油、生抽各适量

● 做法

1. 将洗净的三文鱼用吸水纸吸干水分。
2. 将三文鱼切成厚片。
3. 大火热锅，倒入食用油，放入三文鱼煎至微微变色。
4. 盖锅盖，小火煎制3分钟。
5. 揭盖，见到双面金黄色即可关火，蘸生抽食用即可。也可另外挤上柠檬汁食用。

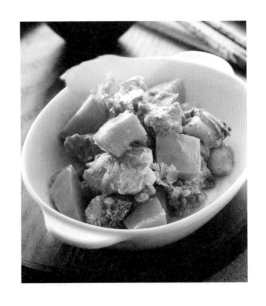

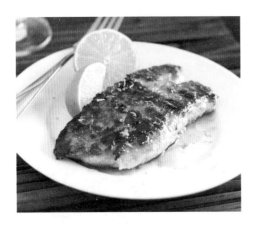

南瓜排骨

● 食疗效果

　　本品能强筋壮骨、缓解疲劳，还能刺激骨基质和骨细胞生长，有很好的补钙效果。

● 材料

排骨200克，南瓜200克，蒜末10克，盐1/3小匙，白糖1小匙，水4大匙，米酒1大匙，香油1小匙

● 做法

1. 排骨洗净剁小块；南瓜去皮去籽后切小块，备用。
2. 将所有材料一起拌匀后放入盘中。
3. 放入蒸锅蒸熟即可。

牛奶鸡蛋羹

● 食疗效果

牛奶和鸡蛋中的钙质和蛋白质易被人体吸收，有补钙壮骨的效果。

● 材料

牛奶200毫升，鸡蛋1个，白糖2小匙

● 做法

1. 鸡蛋磕入碗里，加入白糖，搅打至白糖溶化。
2. 倒入牛奶，搅拌均匀。
3. 用很细的网筛把搅拌好的蛋液过筛。
4. 盖上保鲜膜，放进蒸锅笼屉中，中火蒸10分钟，蒸到蛋液表面凝结即可。另外，可放上梅子肉佐食。

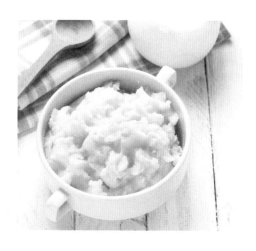

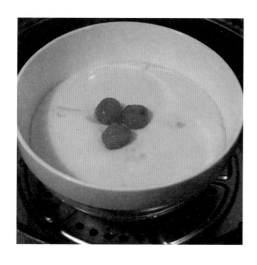

土豆泥

● 食疗效果

土豆富含的蛋白质结构，最接近动物蛋白；牛奶是人体钙的最佳来源，且钙与磷比例非常适当。

● 材料

土豆2个，牛奶、沙拉酱、盐各适量

● 做法

1. 土豆去皮，切片，放入蒸锅中蒸熟，放凉后，压成泥。
2. 将土豆泥放入碗中，加入适量牛奶、沙拉酱、盐拌匀即可。

> **Tips**
>
> 根据个人口味可增加青豆、胡萝卜、黄瓜、培根等食材。

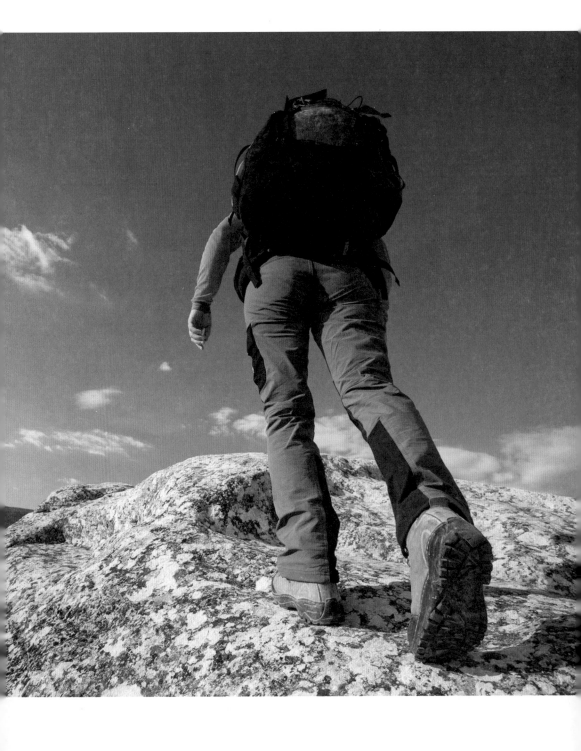

PART 03

跑步者、登山者
膝关节功能性训练

跑步与登山是最常见的两种健身运动，这两项运动对心肺功能的训练效果良好，但不当的跑步与登山却会造成膝关节快速劳损与伤病。这不但会严重影响跑步者和登山者的原有运动，甚至会对其正常的行走与膝关节屈曲度造成严重影响。

本章的主要内容包括预防膝关节受伤的正确跑步与登山技术动作介绍，相关膝关节功能性加强训练。

跑步者的
膝关节保健与功能性训练

一、跑步者跑动时的健膝要点

1. 跑步时脚着地的缓冲技术

跑步着地缓冲技术可分为着地缓冲和垂直缓冲。

（1）着地阶段的技术要领

在跑动腾空期结束时，摆动腿积极伸展下落，前脚掌富有弹性地着地，小腿顺势前摆做"扒地"动作，着地腿的膝关节是弯曲的。脚着地时应用脚前掌或脚前掌外侧先着地，着地角为65～68度。脚着地时，应增加脚与地面的接触时间，把地面冲击力尽量消耗在踝关节运动阶段。脚着地后，小腿后侧肌群和大腿前侧肌群应积极而协调地退让，以减缓着地的冲击力。

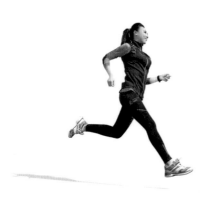

（2）垂直缓冲阶段的技术要领

支撑腿着地之后，由于髋关节积极伸展和身体自身前移的惯性，加速总重心的顺利通过。在身体重力和屈膝摆动的摆动腿压力作用下，支撑腿迅速弯曲缓冲，利用腿部肌肉的离心收缩缓冲，这个和下跳落地缓冲技术类似。

2. 场地跑、跑步机和越野跑的注意事项

场地跑一般指塑胶跑道，这样的跑步场地是相对安全的，地面软硬适中，对膝关节低冲击。注意选择轻薄的跑鞋即可。

跑步机一般比较伤膝盖，不建议总在跑步机上跑步，跑步机上的运动前进的力跟跑步机自身运转方向是相反的，业余跑步者很少有人可以做到百分百跟跑步机所调整的配速相同，所以如果总在跑步机上训练，建议平时多做单腿屈膝的练习以加强巩固。

越野跑相对地形比较复杂，因为经常有上下坡，所以建议膝盖力量薄弱的跑步者可适当采取保护措施，比如用髌骨带或者护膝。

3. 预防"跑步者膝"的指导原则

预防"跑步者膝"最重要的是运动前做足充分的准备活动，促进膝盖滑囊液的分泌，跑姿正确，尽可能避免一些不必要的磨损。另外，就是针对性地加强膝关节和髋关节周围肌肉力量，避免肌肉代偿给膝盖造成额外压力。

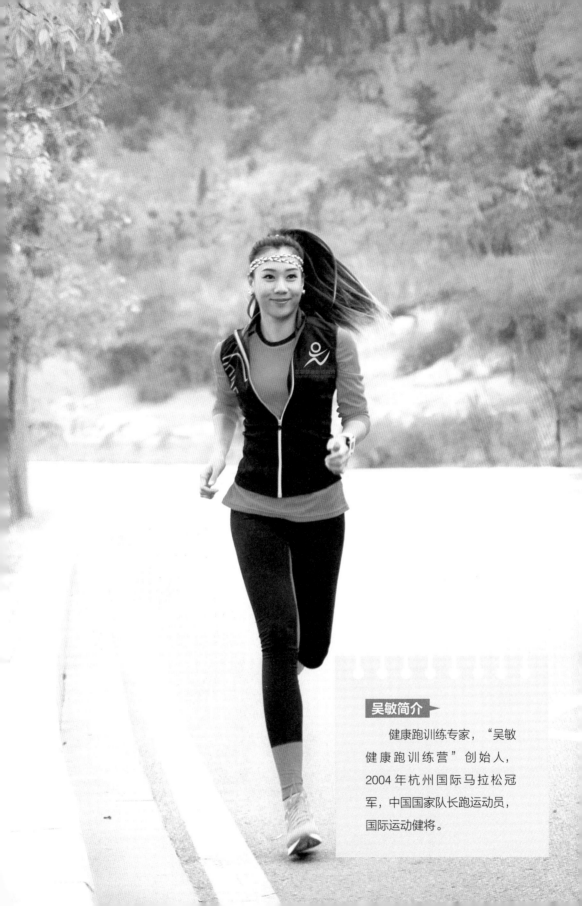

吴敏简介

　　健康跑训练专家，"吴敏健康跑训练营"创始人，2004 年杭州国际马拉松冠军，中国国家队长跑运动员，国际运动健将。

二、跑步者膝关节专项训练，预防"跑步者膝"

跑步者需要增强股四头肌、腘绳肌及小腿三头肌，以加固膝关节，同时调整两条腿两侧肌肉的平衡性，并增加跑动时的敏捷性。以下训练同样适用于健步走者。

（一）跑步者膝关节专项训练组合一

1 | 躬身展肩

训练目的

把腘绳肌、臀大肌与肩部三角肌前中束一起拉伸的复合动作，既可对跑步时的股后肌群有拉伸作用，又可通过拉伸肩部调节跑步者的摆臂动作。

动作详解

站立，站距同髋宽。双手交叉于背后，两腿伸直，向前躬身，交叉的双手尽量伸到头部上方，颈后肌肉放松。如果训练者柔韧性较弱，感到肩部过紧，可以放开双手，将双手置于大腿的背侧。坚持这一姿势30秒，然后起身。

训练组次数

每次训练3次。

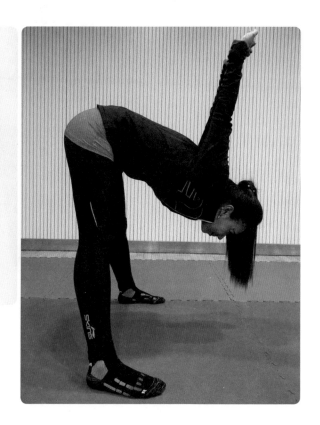

2 | 推墙小腿拉伸

训练目的

拉伸和放松小腿三头肌，对缓解膝关节痛有一定效果。

动作详解

面向墙站立，与墙保持小于一臂距离。右脚先前迈出一步，并屈右腿成箭步蹲状态，左腿绷直，可感到左腿后侧有明显拉伸感；双手推墙，借助上肢的发力使左腿拉伸感加深。保持这一姿势20～30秒，然后换另一条腿。

训练组次数

每次训练3次。

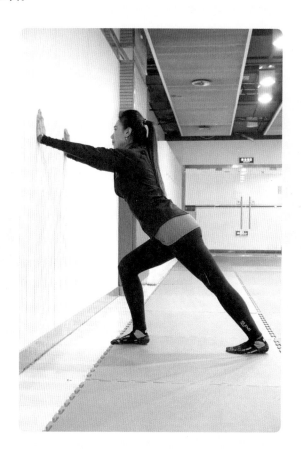

3 | 三段式静蹲

训练目的

　　这个动作是"靠墙静蹲"的升级版，在静力训练股四头肌同时，训练小腿三头肌，复合式提高跑步的腿部肌力。

动作详解

　　训练者完成一次靠墙静蹲，达到膝关节成90度角，大腿与地面平行，膝关节不超过脚尖，保持这一动作30秒；然后右脚脚跟抬起，完成右脚提踵，并保持30秒；再放下右脚跟，进行左脚提踵，并保持30秒。完成这个三段动作，算完成一次，共用时90秒。然后站起身，休息1分钟再进行下一次。

训练组次数

　　每次训练3~4次。

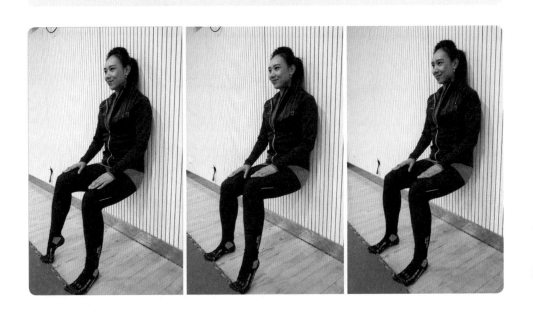

4 | 侧步蹲

训练目的

很多跑步者经常忽视腿部外侧肌肉的训练，而腿部外侧的训练可以从侧面加固膝关节，减少在不平坦路面跑步时出现膝关节扭伤的几率。

动作详解

身体正直，左脚向左迈出一步，脚尖成45度角；同时身体下蹲至左侧大腿接近与地面平行，注意膝盖不要超过脚尖。下蹲时吸气，起身时呼气。

训练组次数

训练2～4组，每条腿均训练8～12次为1组。

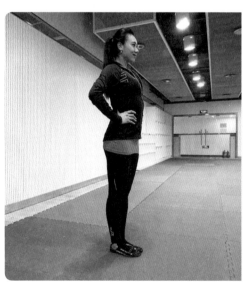 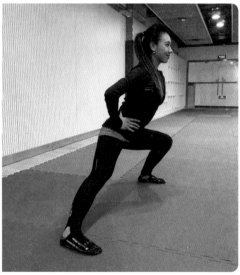

Tips

躬身展肩、推墙小腿拉伸及侧步蹲，这三款训练可以作为跑步前的热身训练，也可作为跑步后的缓解训练，此时每个动作只做1～2组。

（二）跑步者膝关节专项训练组合二

1 ｜ 靠墙蹲起

训练目的

由于动作全程可以保持膝盖在脚尖之后，全程对膝关节的压力小于徒手深蹲，所以膝关节劳损和有伤者也可采用此动作训练腿部肌肉。

▎**动作详解**

训练者背对墙20～30厘米，后背向墙施压以使后背和墙贴紧。两脚站距同髋，下蹲至大腿与地面平行，然后站起。下蹲时吸气，站起时呼气。动作过程中始终保持膝关节不超过脚尖。

训练组次数

训练3组，每组10～20次。

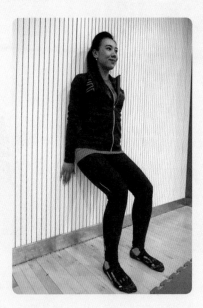

Tips

由于股四头肌肌腱与髌韧带相连，对于韧带重建术采用自体髌韧带为材料的患者，要把训练期延迟2个月或遵医嘱。

2 | 坐姿直腿上抬

训练目的

该动作在股四头肌静力收缩的同时强化股直肌生长。跑步者在功能性训练时可以在"坐姿直腿上抬"和"坐姿直腿拉伸"之间任选其一进行。

动作详解

先完成一次坐姿股四头肌静力收缩（以左腿为例），然后保持左腿膝关节伸直的同时，使左腿大腿抬离椅面，达到训练者可承受的极限位置，然后缓慢使动作回归坐姿股四头肌静力收缩状态。每组训练中膝关节始终保持伸直状态。

训练组次数

训练3组，每条腿均训练10次为1组。

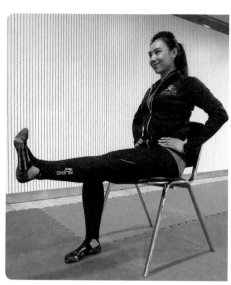
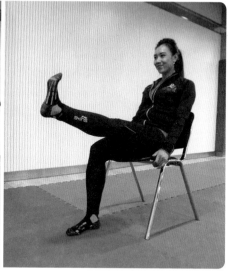

3 | 坐姿直腿拉伸

训练目的

在坐姿时完成腘绳肌拉伸和膝关节伸直训练，可以作为膝关节受伤后的伸直训练，同时也是一种股四头肌静力肌肉训练。办公室一族也可以采用此动作缓解膝关节虚弱症状。

动作详解

训练者坐于椅子边缘，右脚平稳踩于地面。左脚向前伸使膝关节伸直，感到左脚踵有明显压地感。左腿大腿前侧肌肉用力收缩，以感到左腿大腿后侧有拉伸感，同时左脚踵压地感加重。保持这一姿势15秒后换右腿进行该动作。

训练组次数

训练3组，每条腿均训练15秒为1组。

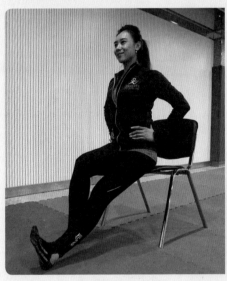 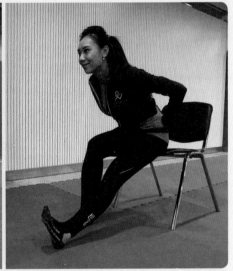

Tips

动作过程中背部始终挺直，只向前屈髋。

4 | 髂胫束训练

训练目的

作为髂胫束和髋关节的拉伸方法，可以放在跑步前热身进行，也可专门作为跑步者膝关节加强训练中的拉伸训练进行。

动作详解

站立位，使两腿交叉，右腿在左腿后侧，两脚均踩稳地面。然后身体向左侧屈，并向右推髋部，感觉到右侧髋部和右腿有拉伸感，将这种拉伸感尽可能增强。坚持15秒后换腿。

训练组次数

训练3组，每条腿均训练15秒为1组。

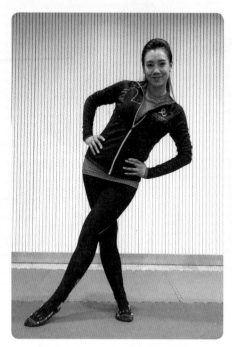

Tips

如果训练者膝关节有伤，可以双手在前面扶固定物以保持平衡。

5 | 徒手深蹲

训练目的

利用身体体重训练大腿部肌群。

动作详解

两腿分开直立，站距与肩同宽，下蹲时双手掌心向下前平举，下蹲动作像马步那样向后坐，使膝盖不超过脚尖；当大腿与地面平行时可顶峰收缩1～2秒钟，然后站起身回归直立状态，同时双手回摆到身体两侧。下蹲时吸气，站起时呼气。

训练组次数

训练3组，每组10～20次。

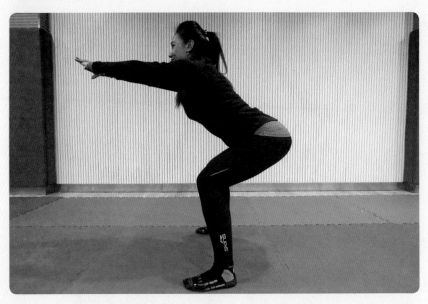

Tips

如果下蹲时膝关节总超过脚尖，或无法完成后坐动作，可在身后放一把矮凳辅助完成动作。当掌握动作后再撤掉矮凳凌空完成徒手深蹲。

6 | 单腿蹲普通版

训练目的

在训练腿部肌肉的同时，训练机体平衡感的下蹲。

▶ **动作详解**

训练者以站立位开始。左脚自然抬起，右腿挺直。然后右腿在左脚悬空状态下下蹲，下蹲到训练者的极限位置（以不产生不适感为宜）。然后站起身，完成规定次数，再换另一条腿进行。下蹲时吸气，站起身时呼气。

训练组次数

训练2组，每条腿均训练5次为1组。

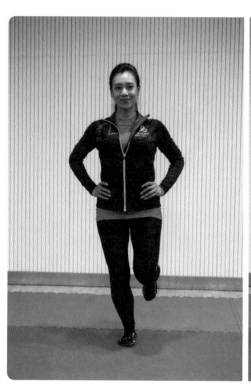
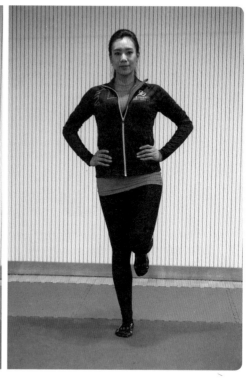

7 | 45度单腿蹲

训练目的

"单腿蹲普通版"的升级版，训练膝关节在不同角度下承受身体重量时的强度和稳固度，膝关节有伤者若有疼痛感，请换回单腿深蹲普通版。

动作详解

训练者以站立位开始。左脚自然抬起，右腿挺直，右脚向外转动45度，但身体仍然面朝前方。然后右腿在左脚悬空状态下下蹲，下蹲到训练者的极限位置（以不产生不适感为宜）。然后站起身，完成规定次数，再换另一条腿进行。下蹲时吸气，站起身时呼气。

训练组次数

训练2组，每条腿均训练5次为1组。

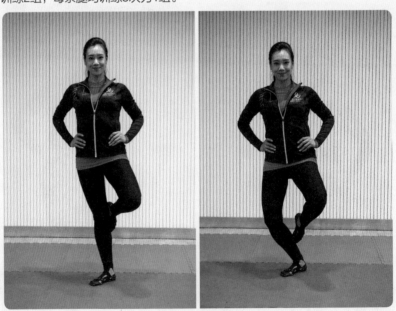

Tips

"45度单腿蹲"和"单腿蹲普通版"作为一般小步慢跑或小步长跑的功能性训练。若训练者想更深度刺激大腿肌肉和臀大肌，可以将"45度单腿蹲"改为"徒手深蹲"。

8 | 箭步蹲走

训练目的

跑动中臀部肌群肌力的功能性训练，对于维持身体跑动时的平衡有良好训练效果。

▶ **动作详解**

身体正直，右脚向前迈出一大步，同时身体尽量下蹲直到右侧大腿与地面平行，左腿前侧产生明显拉伸感为止，左腿膝盖尽量接近地面。然后以右腿为支撑站直身体，换左腿向前迈步完成同样动作。下蹲时吸气，起身时呼气。

训练组次数

训练2~3组，每条腿均训练10~20次为1组。

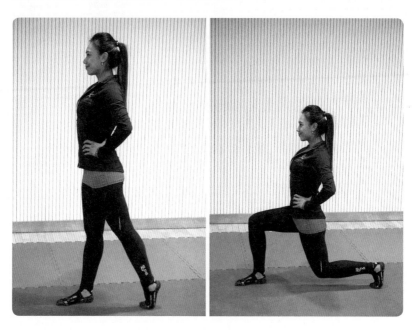

Tips

有基础者可将"箭步蹲"升级为"箭步蹲走"，即一边箭步蹲一边向前行走。

三、跑步者功能性训练计划

训练原则：

（1）该训练在非跑步日进行，训练后48小时内不宜长距离跑步。

（2）本训练每周训练小于3次，且隔天进行。

（3）本训练可以作为雨雪天不宜长跑时的室内替代训练。

（4）每次训练，训练组数不宜超过25组，热身动作不计入总训练组数。

训练计划：

训练动作	训练组数	每组要求
热身1：坐姿直腿拉伸	1~2组	每条腿均训练15秒
热身2：躬身展肩	1~2组	30秒
热身3：推墙小腿拉伸	1~2组	每条腿均训练15秒
热身4：髂胫束训练	1~2组	每条腿均训练15秒
45度单腿蹲	2组	每条腿均训练5次
单腿蹲普通版	2组	每条腿均训练5次
侧步蹲	2~4组	每条腿均训练8~12次
箭步蹲走	2~3组	每条腿均训练10~20次
靠墙蹲起	2~3组	10~20次
徒手深蹲	2~3组	10~20次
坐姿直腿上抬	2~3组	每条腿均训练10次
三段式静蹲	1~3组	90秒

计划后缓解训练：

"坐姿直腿拉伸""躬身展肩""推墙小腿拉伸""髂胫束训练"，这四个动作各做1组。

登山者的
膝关节保健与功能性训练

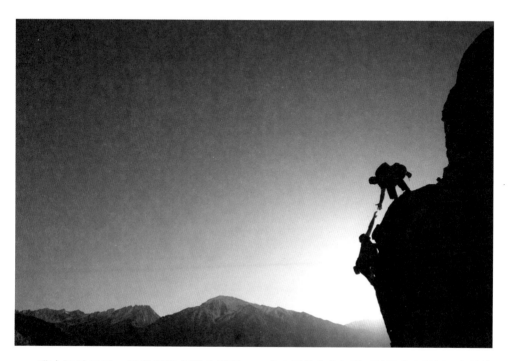

登山运动是另一种良好的心肺功能训练，而且对腿部肌肉的训练效果显著，尤其对臀部肌群、小腿三头肌、股后肌群和股四头肌。但是登山对膝关节的冲击力要大于慢跑，尤其是下山的时候，膝关节软骨不仅要受到体重向下的重力，而且下坡时的高度差也会使身体重力加倍作用于膝关节，同时由于山路下坡面不是台阶，其没有阶段性的平台，所以下坡时膝关节受的力不是竖直向下，而是沿斜坡斜向下的。这其中产生的一个水平分立会加重对膝关节半月板和其他软骨的磨损。

所以，正确的上下山方式很重要。下文将介绍正确的上下山方式，以减轻登山爱好者在上下山时膝关节受到的压力，同时也可以减轻人体的疲劳，使登山者的登山时间更久，登山距离更长。此外，本节会介绍登山后腿部疲劳缓解训练以及登山者的专项功能性训练。本节配图由北京大学山鹰社庄方东参与动作演示。

一、登山者健膝技术动作

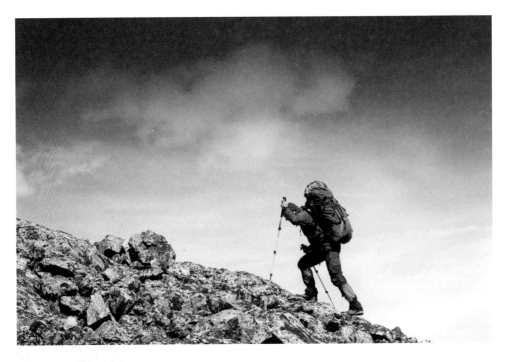

1. 上山的姿势

　　保持良好的上山姿势可以有效避免在上山时由于失去重心而摔倒，即使被滑倒后，也可减少滑倒后的受伤。

　　上山时，登山者面对斜坡，首先要身体前倾，让重心尽量向前压，使上山时的每一步都产生一定的"重心牵引效果"，这样上山时不但省力，还能有效避免摔倒。

　　上山的抬腿要尽量靠股四头肌收缩，完成髋关节屈曲，即用大腿带动小腿上山，使小腿三头肌的发力只起辅助作用。具体操作就是用已经登上斜坡的前腿带动还未登上斜坡的后腿，结合重心的前倾完成登山的每一步。

　　上山时的手臂主要作用是保持平衡、辅助爬山和摔倒时起保护作用。保持平衡要求爬山时手臂尽量前伸，以使身体重力分布有前倾趋势，使身体前倾产生的"牵引作用"效果更加明显。

　　当遇到陡坡时，可以利用前倾的双手趴在地上进行爬行，这样的省力效果更明显。遇陡坡，手脚并用不但可以省力，也能很好地避免摔倒。手臂的保护作用在于防止摔倒。

　　（1）一般性摔倒

　　由于上山时注意了重心前倾原则，所以一旦失去平衡也是向前倒，而非向后翻直接滚下山坡。上坡时，当不慎滑倒，切记加大重心前倾，向前摔，倒地同时伸双手前扑，双手掌着地后做一次退让性俯卧撑，并将头向一侧转以防碰到鼻子。这个过程和前文讲到的"前扑受身"技术类似。

提高上坡时摔倒受身技术的辅助训练：

① 俯卧撑击掌；

② 前扑受身技术（见第二章第四节）。

（2）滑倒后的应激技术

当上坡时踩到流沙、碎石、青草、落叶、泥浆等湿滑物或松散物极容易发生滑倒。于是要在上坡前扑受身技术的基础上预防身前的灌木枝叶，尤其是前面路人用开山刀砍断的灌木。那种被砍断的灌木只剩下半截干枝插在土里，尖细的枝竖直向上，如果登山者滑倒时正好扑在上面，后果将十分严重。

登山者要时时注意前面道路上被砍断的灌木，如果滑倒，登山者需要在空中做转体动作避开。一般登山者还是要以防为主。

另外，训练者在滑倒后要避免摔倒时的惯性作用造成滑下山坡，即滑倒时进行前扑受身的同时，迅速抓住周围的枝叶或其他固定物，同时让身体尽可能大面积趴伏于地面，以增加身体和坡面的摩擦力，以达到快速制动的目的。

（3）利用手臂的攀爬能力防止坠崖

爬山时，身体重心前倾随时准备在摔倒时抓住抓扶物，尤其是在接近悬崖的位置更是如此。而抓握抓扶物的能力也需要平时训练，才能在关键时刻派上用场。

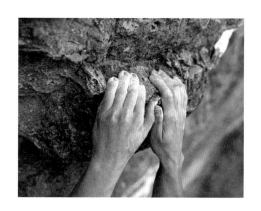

2. 下山的姿势

下山的重点和上山一样，关键仍是控制重心，但重心控制方向与上山相反。下山时重心向后，摔倒或滑倒后立即向后倒，借助山坡斜面效应减少身体下落距离，从而减少身体与地面接触时的撞击力。上身在空中时要转身，尽量使手臂接触地面并进行手臂肌肉发力缓冲，将潜在的受伤风险减到最小。

3. 转弯的姿势

在上山或下山时遇到转弯的原则是重心向山坡一侧倾斜，以便摔倒或滑倒时，向山坡侧倒地受身，减少潜在的受伤风险。

4. 攀爬时的姿势

当山坡坡度大于45度，上山的动作以手脚并用的攀爬姿势为主。当坡度继续增大，上坡时所需的力量中，手臂力量越发显得重要，需要平时多增加手臂和背部肌肉训练。关于攀爬时所需的手臂和背部肌肉训练可以通过复合引体向上训练以达成。

二、登山者的专项功能性训练

上山时，人面向山坡行走，走出的每一步踝关节都有一次足背屈动作；而踏地后踝关节由足背屈变为跖屈动作，整个运动行程中，踝关节做了一次全程的提踵动作。所以，上山的动作对训练小腿三头肌效果明显。同时，也预示着，平时多进行小腿三头肌的功能性训练，对上山的动作将起到良好促进作用。

上山时，由于髋关节运动行程比平地上长，同时膝关节由屈曲位变成伸直位的运动行程也比平地时长，所以上山动作对股四头肌、腘绳肌和臀大肌的锻炼效果也比平地强很多。这就是平时少有爬山和锻炼习惯者偶尔爬山后，会感到大腿异常酸痛的原因。根据以上原理，平时多加强股四头肌、腘绳肌和臀大肌的训练，能有效避免偶尔爬山时的肌肉酸痛。

1 | 俯卧爬山训练

训练目的

该训练是全身训练，可以训练到手臂、大腿和核心力量，美国很多健身教练会专门拿俯卧爬山动作作为核心力量专项训练。俯卧爬山训练实际模拟了在复杂路面手脚并用爬山时的动作，对陡峭山坡的攀爬技术有良好训练效果。该训练也能提高有氧耐力。

（1）交叉位俯卧爬山

动作详解

俯卧撑位开始，双臂伸直，脚尖着地。保持身体平衡，缓慢抬右膝向上，尽量触碰到左臂，然后回归起始时的俯卧撑位。再尽量用左膝向上，尽量触碰右臂。以此类推，两腿交替完成。动作熟练后增加每组训练次数和动作速度。

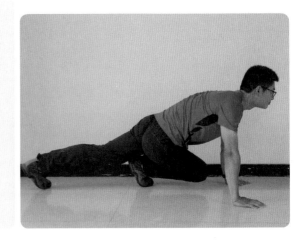

（2）同侧位俯卧爬山

动作详解

俯卧撑位开始，双臂伸直，脚尖着地。保持身体平衡，缓慢抬右膝向上，尽量触碰到右臂，然后回归起始时的俯卧撑位。再尽量抬左膝向上，尽量触碰左臂。以此类推，两腿交替完成为1组，每组做30秒。动作熟练后增加训练速度。

训练组次数

2～3组，"交叉位俯卧爬山"和"同侧位俯卧爬山"各做10～15次为1组，组间休息3分钟。

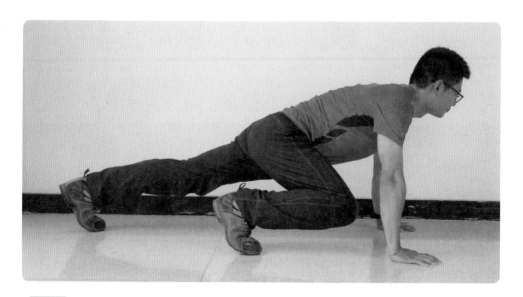

Tips

以上两项训练的注意事项：
①实际操作中，以上两种俯卧爬山动作，可以任选一种训练，也可以交替进行。
②训练时保证稳定呼吸，调整好动作节奏。
③保持身体平衡，背部保持中立位，不要下垂。
④第一次做训练时，主要动作的发力靠核心力量和髋关节的扭转，肩部不要借力。
⑤开始慢速训练时，注意膝关节碰到手臂后保持2秒钟顶峰收缩再放下。
⑥注意训练前热身，训练后拉伸。

2 | 蹲位鸭子跳

训练目的

有效提高大腿部肌肉在蹲位时的综合发力能力，有利于崎岖山路或灌木丛林的穿行。

▶ 动作详解

身体下蹲，保持好平衡，站距与肩同宽或略宽于肩。然后在蹲位时跳起并左脚向前迈步，然后回到蹲位并再次跳起同时右脚向前迈步。依次两腿交替，在保持蹲位时向前跳。

训练组次数

每次训练2~3组，每组跳20步。

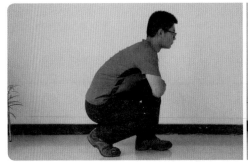 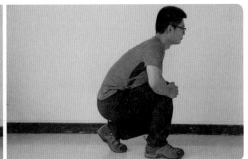

3 | 单腿支撑推墙训练

训练目的

提高抬起腿的髋关节柔韧性，提高支撑腿的单腿支撑力。

▶ 动作详解

找一面墙，面墙而立。右腿为支撑腿，左腿向后抬并顺势两手臂前伸推住墙面，保持后背、手臂和左腿尽量成一条直线。保持这一姿势1分钟，然后换左腿支撑，右腿后抬。

训练组次数

2~4组，每条腿均训练5次为1组。

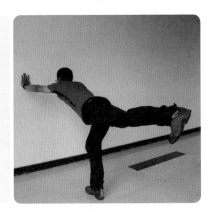

4 | 助力小腿三头肌全程收缩

训练目的

　　该训练属于本体感受性肌肉收缩与拉伸复合训练。训练小腿三头肌从足背屈到足跖屈全程收缩的能力，该动作模拟上山时踝关节的真实运动轨迹，对上山动作有实战训练意义。

动作详解

　　在训练者前方准备一把椅子，训练者与椅子距离约半米，前脚掌下垫一固定物。固定物通常是木板或杠铃片，厚度3~5厘米。训练者两脚前脚掌踩住木板，身体前屈，使两手自然扶住椅面，躯干保持与地面平行。然后两脚后跟用力向地面踩，可以感到小腿肌肉有明显拉伸感，保持3秒钟此拉伸位。然后慢慢踮脚尖，完成一次提踵动作，提踵到最高点时，保持顶峰收缩3秒钟。再缓慢脚跟踩地，继续3秒钟拉伸，进行下一次动作。

训练组次数

　　2~4组，每组12~20次。

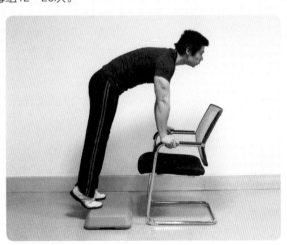

Tips

　　（1）由于前脚掌下已垫抬高物，所以助力小腿三头肌全程收缩比平地提踵训练完成动作更充分，同时对小腿还有拉伸效果。

　　（2）训练水平高者，可负重完成该动作。

5 | 仰卧腘绳肌球上弯举

训练目的

综合训练臀部和腘绳肌肌肉，对人体在仰卧位的平衡也有良好训练作用。

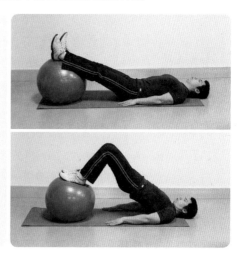

▶ **动作详解**

仰卧于瑜伽垫上，将脚踵搭在健身球上，然后利用臀部和腘绳肌收缩使球向自己的臀部位置滚动。同时训练者向上抬起臀部。然后将健身球向外搓出并伸直双腿，回归脚踵触球的起始位。把球拉近自己身体时吸气，将球搓推远离身体时呼气。

训练组次数

2~4组，每组12~20次。

6 | 台阶箭步蹲

训练目的

模拟上山时的大腿运动状态，综合提高大小腿各部肌肉的协同发力能力。该训练对股后肌群和髂腰肌的拉伸效果强于一般的箭步蹲。

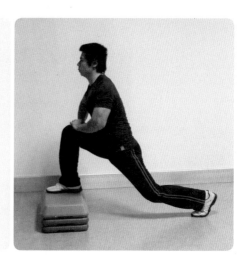

▶ **动作详解**

取一稳固的跳操台或训练箱置于身前，抬右脚踩踏跳操台并完成箭步蹲，尽量让左腿膝盖接近地面，保持箭步蹲位1~3秒，然后站起身并收回右腿。再换左腿完成台阶箭步蹲。

训练组次数

每周训练2次，每次训练2~3组，每条腿均训练10次为1组。

7 | 哑铃深蹲

训练目的

在训练大腿肌肉和支撑能力的同时，训练上肢在负重状态下的平衡能力。

动作详解

下蹲，两手各握住一只哑铃，抬头挺胸，将哑铃拉起并使其置于训练者身体两侧，两脚站距与肩同宽。然后下蹲至大腿与地面平行，再用力蹬地站起身，回归站立双手持哑铃位。蹲起的整个过程中背部始终挺直，不要向前躬腰以免伤到腰椎。下蹲时吸气，站起身时呼气。

训练组次数

2~4组，每组12次。

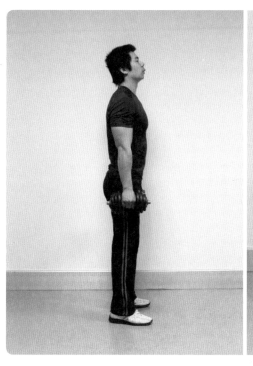
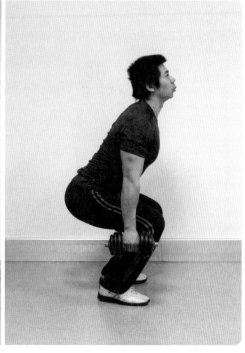

8 | 哑铃台阶训练

训练目的

训练负重状态下上陡坡或陡峭台阶的能力，对腿部肌肉训练以及身体在站立位重心改变时的平衡能力有针对性效果。

动作详解

找一个稳定而牢固的跳操台或训练箱（能承受训练者加哑铃的总重量），两手各持一只哑铃站立，提起哑铃的动作与哑铃深蹲相同。左腿迈上跳操台并站稳，右脚也迈上跳操台；然后左脚迈下跳操台，右脚也迈下跳操台。两脚一上一下算1次动作。动作过程中保持哑铃始终稳定，避免哑铃摇摆造成的身体不稳。

训练组次数

每次训练2~4组，每组20~30次动作。

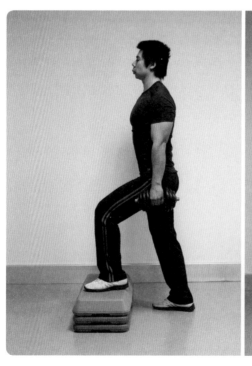
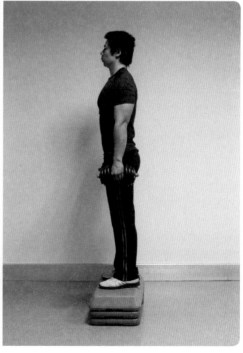

三、登山者功能性训练计划

训练原则：

（1）该训练在非登山日进行，训练后48小时内不宜爬山。

（2）本训练每周训练小于3次，且隔天进行。可以隔一天一做或隔两天一做。

（3）本训练可以作为雨雪天不宜爬山时的室内替代训练。

（4）每次训练，训练组数不宜超过25组。

训练计划：

训练动作	训练组数	每组要求
哑铃深蹲	2～4组	12次
哑铃台阶训练	2～4组	20～30次
台阶箭步蹲	2～3组	每条腿均训练10次
俯卧爬山训练（交叉位＋同侧位）	2～4组	交叉位+同侧位训练各10～15次
蹲位鸭子跳	2～3组	20步
仰卧腘绳肌球上弯举	2～4组	12～20次
助力小腿三头肌全程收缩	2～4组	12～20次
单腿支撑推墙训练	2～3组	每条腿均训练5次

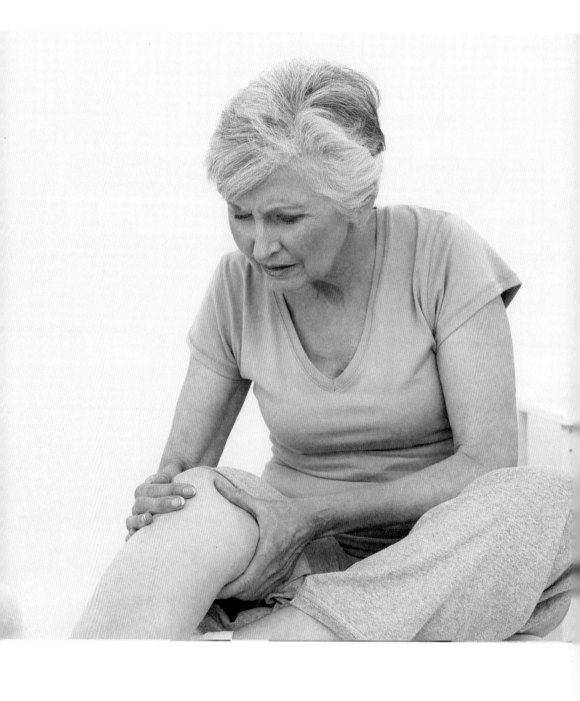

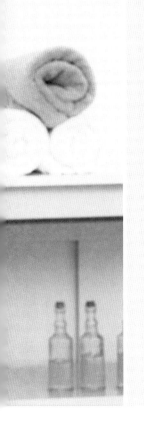

PART 04

中老年膝关节
保健与自我护理训练

俗话说"人老先老腿"。这里指的腿部老化通常不是股骨、胫骨、腓骨等骨组织，更多情况是膝关节的软组织老化。有些人年过45岁，便出现腿脚不利索，上下楼梯不顺畅，某条腿在单腿承重的某个位置出现疼痛感，上坡或踏跳时腿吃不上劲儿，膝关节经常出现弹响和"打软腿"等症状。如果不及时进行康复训练或者积极治疗，很可能膝关节内部出现粘连，影响膝关节屈曲度，膝关节软骨磨损加重，甚至造成无法行走，过早进行膝关节置换手术等。

本章的内容将介绍一系列的中老年膝关节功能性训练，加强膝关节软组织强度，提高膝关节周围相关肌肉力量，最终延缓膝关节老化速度，增加膝关节有效寿命。

人近40岁，膝关节进入退化期，膝关节囊和膝关节软骨退化，同时对膝关节起到加固和稳定作用的肌肉和韧带也会趋于老化。人们会突然感到走远路、跑动、跳跃时没有年轻时有力、敏捷，平生很多力不从心之感。

中老年人的膝关节保健与强化训练，与年轻人有很大不同。对于老化的中老年膝关节，应以功能性训练为先，逐步增加肌肉力量的原则。而且训练中也需考虑到患有高血压、心脏病、糖尿病、肥胖症、骨质疏松症等病症的中老年人。

本章根据中老年人特点，特别选择了功能性和安全性都良好的训练动作。即使患有以上慢性病的中老年人仍可进行本章的训练。当本章训练可以轻松完成时，可以将膝关节训练升级到第二章"膝关节伤病预防训练"，进一步加固膝关节及加强腿部肌肉。

一、中老年人膝关节常见慢性疾患

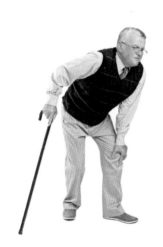

1. 中老年膝关节骨性关节炎

膝关节软骨在20岁左右就开始发生退化，膝关节囊和膝关节周围组织也发生改变。膝关节软骨厚度变薄、间隙变窄、弹性减少、缓冲作用降低，膝关节周围边缘异常增生性改变，甚至退行性关节炎，导致步态和肌力失常，膝关节稳定性降低，上下楼梯较为困难。关节扭伤、着凉、过劳常可诱发或加重膝关节疼痛。疼痛严重者甚至可影响睡眠。很多中老年人由于年轻时运动动作的不规范以及忽视腿部训练，以致出现以上症状。

2. 膝软

中年以后，尤其进入老年，绝大多数人肌细胞数量减少，肌力不断减退。自25岁开始，肌肉力量以每10年4%的速度递减，50岁以后则以每10年10%的速度递减，在30~80岁之间，下肢肌力减退可达60%。由于肌肉力量的减退，致使老年人举步抬脚不高，步行缓慢、不稳，膝关节得不到足够的保护。所以中老年人容易发生膝软，通俗来讲就是"打软腿"，即行走中膝关节突然发软，欲跪倒或摔倒的现象，可能伴有剧痛。

3. "胶着"现象

膝关节是人体中负重仅次于踝关节，但是运动最多的关节，因此也是人体中退化最早、损伤最多的关节。45岁以上的中老年人，尤其是女性，由于其体内激素水平下降，会引起膝关节的透明软骨退化、萎缩，再加上一些轻微的损伤，其透明软骨便会出现局部坏死，此时身体会自行开始修复，但渗出的关节液为酸性物质，会形成多种化学性炎症介质。这些变化可能导致"胶着"现象的出现，即关节在某一位置较长时间静止不动之后，再活动时非常疼痛，屈伸不能，必须缓慢地逐渐活动一会儿，"胶着"现象才会逐步消失，膝关节才能屈伸运动。

4. 膝关节绞锁

据临床统计，老年人膝关节病者中，半月板磨损、破裂、骨化者占30%以上，以游离缘毛刷样改变多见，关节内有直径5毫米以上游离体者占10%以上，这些游离体可以引起中老年人膝关节绞锁，即在行走等运动过程中，膝关节突然被锁在某一位置上不能运动，像有东西将关节卡住一样，常需要试探着将关节摇摆屈伸，往往在感到"咯噔"响后，关节才能恢复原先的活动。

5. 老年性膝关节功能障碍

临床统计显示，老年人膝关节病者中有不同程度的行走困难者占80%以上，几乎所有老年人膝关节病者都有膝关节摩擦音（感），以髌股间隙及内侧胫股间隙多见。2/3的老年人膝关节病者会有膝关节活动受限。

反复发生的关节损伤，必然使局部成纤维细胞大量增殖，形成疤痕组织，加上老年患者运动减少，久之则不断硬化，最终出现关节退变。

6. 膝关节畸形

X线下可见的膝关节改变，由单纯关节间隙狭窄或单纯骨赘增生，关节间隙狭窄伴骨赘增生但胫股角正常，直到具有上述改变并因关节间隙的不对称改变或严重骨磨损造成的胫股角改变或关节半脱位。临床统计显示，近90%因膝关节不适就诊的老年人膝关节都有程度不等的X线改变。

二、缓解中老年膝关节疼痛的方法

1. 药物缓解

缓解膝关节疼痛的药物有布洛芬、泰诺、萘普生、阿司匹林。这些药物的作用是抗炎和消肿，但是用药前请遵医嘱。

2. 冰敷缓解

当膝关节肿胀疼痛时，可以用冰袋冰敷10分钟（注意冰袋下垫毛巾以防止冻伤皮肤），将患肢抬高可加速肿胀处组织液的回流。

3. 外用止痛药

比如Icy Hot，训练前、训练后以及睡前都可使用。

4. 训练前拉伸膝关节及其周围肌肉

训练中注意膝关节的活动范围不要太大，拉伸膝关节及其周围肌肉的方法见第五章第四节的"膝关节伸直训练"与"膝关节屈曲训练"。

5. 睡前洗热水澡，或者泡温泉

洗热水澡和泡温泉都有利于缓解膝关节疼痛感。但是，急性外伤性膝关节痛者不宜使用热水，应该冰敷。

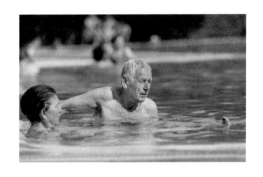

三、中老年膝关节特殊专项训练

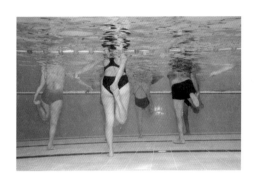

美国约翰霍普金斯大学关节炎中心的Steffany Haaz教授说："训练对每个人健康都有益，而科学的训练对关节炎患者更重要，当关节得不到训练时，关节炎症状会进一步加深，比如由于疼痛引起的关节活动范围受限，甚至丧失一部分关节功能。"

然而关节炎患者或者关节退化的中老年人的训练决不像在健身房里训练那样简单，那些登山机、椭圆机、跑步机和力量器械或许已经不适应关节炎患者或中老年人。如果你是一名30多岁的健康者，你大可在健身房里挥汗如雨，但是若你是关节炎患者或中老年人，很多训练受限，你必须在不增加疼痛和避免受伤风险的情况下训练。

关节炎患者仍然需要三种主动训练和一种被动训练。

主动训练包括：

（1）有氧耐力训练（心血管训练），保持血管通畅和增加心脏功能。

（2）肌肉训练，保持骨骼硬度并减少关节压力。

（3）关节灵活性与柔韧性训练，避免摔倒并增加关节活动范围。

这里讲的被动训练指专门的膝关节及其周围组织的被动伸展和按摩，其目的在于增加膝关节活动范围，增加膝关节周围组织血液循环，加快以上三种主动训练后的恢复时间。

适合关节炎患者或中老年人的有氧耐力训练有健步走、单车和热水泳，同时中老年人要避免有跳跃和踏跳类的高冲击运动。如果你健步走时膝关节仍有疼痛，可以用单车替代，因为单车延伸了膝关节角度，使膝关节不至于过屈或过伸，同时脚掌没有和地面的直接冲击，所以骑单车时膝关节受力更小，膝关节疼痛也会明显减轻。

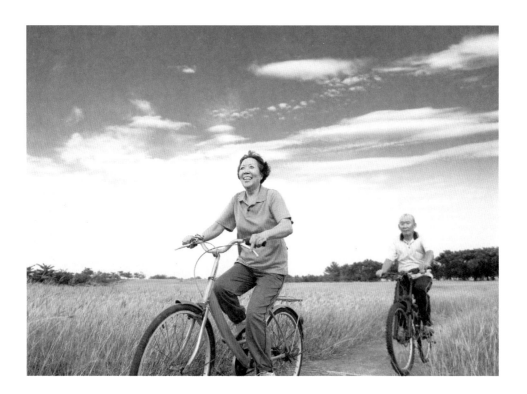

如果骑自行车时你的膝关节仍然疼痛，则需要用热水泳代替骑自行车。关节炎患者千万不要在冷水或自然水域中游泳，冰冷的水会加重关节疼痛并使炎症加重。

力量训练对膝关节炎患者仍然重要，疼痛关节周围的肌肉得到加强后，会帮助膝关节承担更多的体重，从而减轻膝关节的疼痛。但是力量训练时出现膝关节疼痛，此时该力量训练项目必须放弃，而选取其他训练项目代替。由于每个人膝关节炎的发炎位置不同，每个人对膝关节不同角度受力后的疼痛反应差异很大，所以需要健身康复师挑选适合关节炎患者的个体化训练项目。

来自于新西兰的研究表明，对老年膝关节炎患者的16周专项力量训练，其中有43%的老年人，膝关节疼痛减少，肌肉力量增加，膝关节灵活性有所提高。膝关节专项力量训练也减少了摔倒的几率。同时对80岁及80岁以上受测者的专项力量和平衡训练将减少40%摔倒几率。

1 | 水中摆腿训练

训练目的

利用水中阻力均匀的特点进行肌肉力量和关节强度训练，减少陆地负重训练对膝关节带来的刚性压力。

动作详解

在热水泳池或温泉中训练，以避免患病关节受到冷水刺激。水池中水的高度要高过腰部，单手扶住水池边缘，临近池边的一条腿踩稳池底，另一条腿在水中向外打开完成侧摆腿；也可以双手趴在池边完成后摆腿；单手扶住池边完成前踢腿。

训练组次数

训练3~5组，每组20~30次。

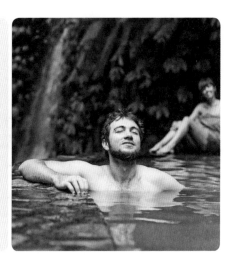

2 | 求婚式拉伸

训练目的

拉伸膝关节前侧，同时可以保护腰椎。

动作详解

单膝跪倒在软垫上，手扶固定物，就像求婚时那样，保持身体正直。另一条腿向前伸，感到前伸的腿后侧以及跪倒的腿前侧有明显拉伸感。保持动作30秒，然后换另一侧。

训练组次数

训练2~4组，每组6~10次。

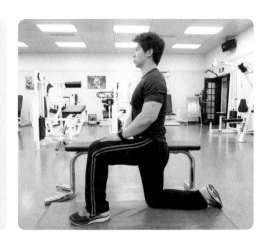

3 | 坐姿腿屈伸+椅子拉伸

训练目的

　　增加膝关节伸展范围。

动作详解

　　训练者由坐位膝关节屈曲位开始，先向前伸直膝关节以使小腿尽量与地面平行，保持1~3秒，再缓慢回归坐姿位置，然后再进行下一次腿屈伸。当完成15~20次后，最后一次的伸直位使小腿后侧搭在面前的空椅子上，股四头肌用力收缩保持膝关节尽量伸直，也可用手轻轻向下按压大腿近膝关节侧，保持这一姿势30秒，然后换另一条腿。

训练组次数

　　3~4组，每侧均训练15~20次为1组。

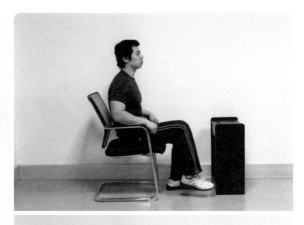

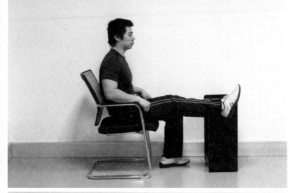

Tips

　　膝关节炎患者不宜进行负重训练，以免加重炎症反应。

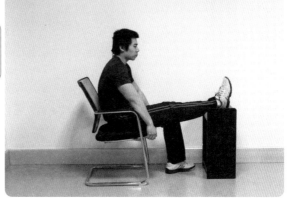

4 俯卧腿弯举+被动弯举

训练目的

增加膝关节屈曲范围。

动作详解

训练者俯卧于瑜伽垫上，屈膝使小腿向后摆，尽可能接近臀部，顶峰时保持1～3秒，然后缓慢放下。每条腿完成15～20次，最后一次，可自己用手抓住脚踝完成一次被动拉伸（或者可由搭档扳折小腿完成一次被动拉伸），到达极限位置时保持30秒。然后换另一条腿进行。整个过程中大腿前侧应紧贴垫面。

训练组次数

3～4组，每条腿均完成15～20次为1组。

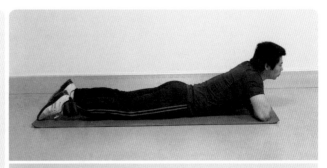

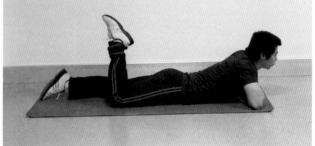

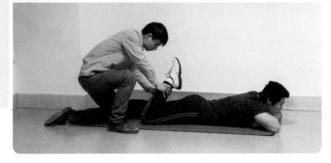

5 | 腿举器训练

训练目的

　　膝关节有炎症者不适宜做下蹲类动态训练，大部分采用靠墙静蹲训练。但动态训练也不是完全不可以做，而是需要借助腿举器完成。由于腿举器可以调整配重，同时可以任意调整膝关节角度，所以在训练腿部股四头肌和腘绳肌的同时，能够很好地减少膝关节受力。

▌**动作详解**

　　腿举器调整适宜配重，将脚尽量向踏板上端蹬，使腿举过程中膝关节角度尽量小，下踩的受力面尽量控制在脚跟侧，这样在腿举很大重量时，膝关节受力会变小。向前蹬时呼气，收腿时吸气。

训练组次数

　　4~6组，每组8~12次。

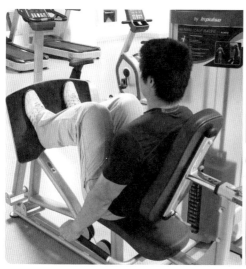 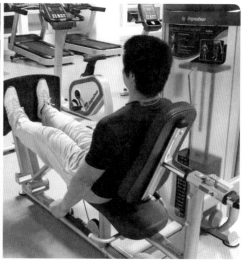

四、中老年人膝关节自助式训练法

以下将介绍六种力所能及的训练法，只适合没有关节炎的中老年人。有助于50岁中老人膝关节保健，训练者可以把这些训练当做膝关节保健操，每周训练2～3次即可起到对膝关节加固和功能训练的效果。

前三种训练法，在训练时若出现膝痛加剧，请马上终止训练。

1 | 迷你靠墙蹲

训练目的

减少膝关节角度的靠墙蹲，可以在锻炼中老年人腿部肌肉的同时，进一步减少膝关节的受压。

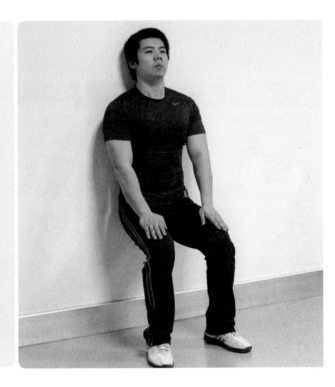

动作详解

背靠墙而站，离墙有2～3步的距离，抬头挺胸使脊柱保持正直并使后背贴紧墙壁。然后下蹲，尽量下蹲到自己的极限（不建议达到大腿与地面平行的程度），以不产生膝关节疼痛为宜，保持6～10秒，然后站起再完成下一次动作。

训练组次数

每次训练2～4组，每组10～12次。

2 | 楼梯训练

训练目的

　　训练人体在上坡或上楼时单脚支撑身体的能力以及单脚站立平衡性，该训练可以有效避免中老年人在上楼梯时出现摔倒或"打软腿"情况发生。

动作详解

　　抬右脚踏上第一阶台阶，左脚悬空，保持5秒钟，然后左脚踩地，再收回右脚成立正站位；再用右脚进行训练。如果可以，训练者可以一步直接踏上两阶台阶以增强训练效果。

训练组次数

　　每次训练2～4组，每条腿均训练10～12次为1组。

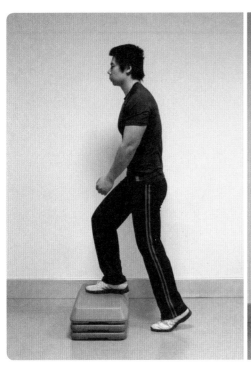 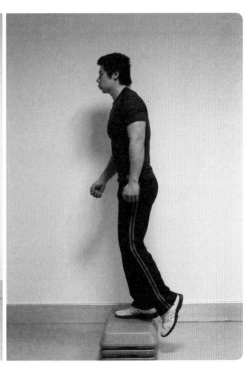

3 | 椅子蹲起

训练目的

有效提高腿部肌肉力量，因为有椅子的保护作用，所以该动作更适合膝关节退化的中老年人。

动作详解

找一把牢固椅子，站在椅子前一脚远的位置，向后慢慢下坐，尽量保持臀部不触碰椅面，坚持3~5秒，然后坐下；再站起身，重复下一次下蹲与站起的动作。注意始终保持膝盖不要超过脚尖，站起时呼气，下蹲时吸气，保持臀部不触碰椅面的3~5秒时可以闭气。

训练组次数

2~4组，每组8~12次。

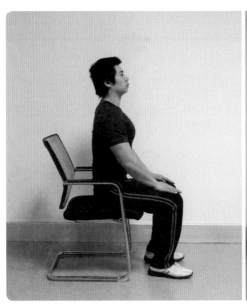 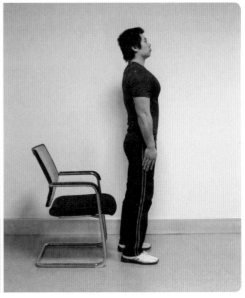

4 | 床面腿屈伸

训练目的

　　垫面训练平衡性更好，避免中老年人训练时发生摔倒，该动作即使卧床的中老年人也可以采用。

▶ **动作详解**

　　坐于床上或瑜伽垫上，两条腿向前伸直，双手撑住身体后侧以保持平衡。右腿膝关节屈曲并使右脚向训练者臀部侧滑动，到达极限位置保持6秒钟，然后向前伸直右腿回归起始位置。再换左腿完成动作。

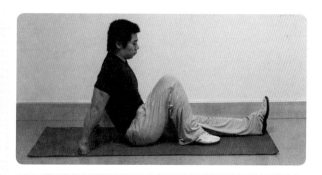

▶ **训练组次数**

　　每次训练2~4组，每条腿均训练10~12次为1组。

5 | 仰卧屈膝摆腿

训练目的

　　训练中老年人的臀部肌群与大腿外侧柔韧性。

▶ **动作详解**

　　仰卧床上或瑜伽垫上，两条腿屈膝，脚掌紧踏垫面，双手放于身体两侧以保持平衡。双膝并拢，双腿向左侧摆动使左腿左侧面与垫面接触，身体不要跟着一起转动，要保持仰卧位。训练者可以感到腰臀部有明显拉伸感，保持这一姿势5秒钟再换另一侧摆动。

训练组次数

　　2~4组，左右各训练10~12次为1组。

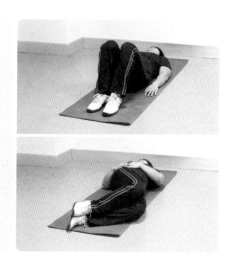

6 | 髋部背伸

训练目的

锻炼股后肌群肌肉，同时拉伸股四头肌和髂腰肌。

动作详解

俯卧于床面或瑜伽垫上，双手垫在下巴下面。双腿分开，右腿慢慢向上抬起（包括膝关节和髋关节一起向上抬），到达极限位置，保持3～5秒钟，完成10～12次；然后换另一条腿继续完成动作。

训练组次数

每次训练2～4组，每条腿均训练10～12次为1组。

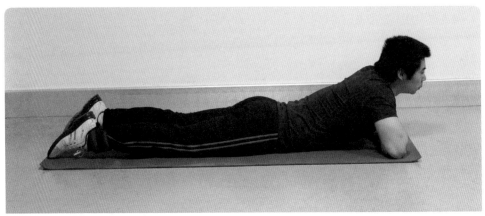

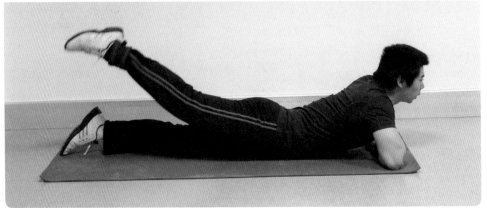

五、中老年人膝关节保健训练计划

训练原则：

（1）本训练计划站立动作不适合慢性关节炎患者使用。包括迷你靠墙蹲、楼梯训练、椅子蹲起。

（2）适合慢性膝关节炎中老年患者训练的内容包括：水中摆腿训练、求婚式拉伸、坐姿腿屈伸+椅子拉伸、俯卧腿弯举+被动弯举、腿举器训练、床面腿屈伸、仰卧屈膝摆腿、髋部背伸。

（3）慢性关节炎患者在训练前请遵医嘱。

（4）如果中老年人想进行水中摆腿训练，请在温泉中单独进行；想进行腿举器训练，请在康复中心单独进行。

（5）本计划每周训练1~3次，隔天进行。如果训练者当天有外出活动，请停训一次。

训练计划（只针对非膝关节炎人士）：

训练动作	训练组数	每组要求
热身（床面腿屈伸，仰卧屈膝摆腿，髋部背伸）	1组	3~5分钟 （三个动作任选或者都做）
楼梯训练	2~4组	每条腿均训练10~12次
椅子蹲起	2~4组	8~12次
迷你靠墙蹲	2~4组	10~12次
床面腿屈伸	2~4组	每条腿均训练10~12次
仰卧屈膝摆腿	2~4组	每条腿均训练10~12次
髋部背伸	2~4组	每条腿均训练10~12次

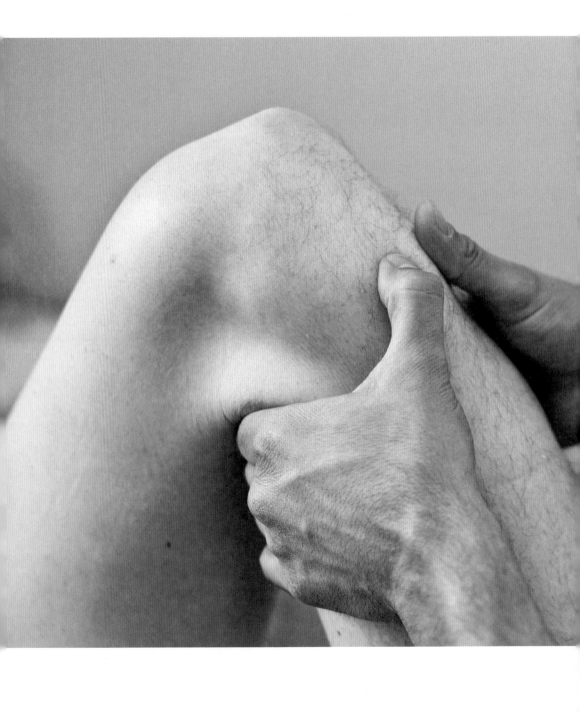

PART 05

膝关节
手术前与手术后康复训练

膝关节受伤后，患者要去运动医学科诊断，如果是保守治疗，待静养1周后，可按本章膝关节手术后升级式康复训练的步骤方法进行康复训练。如果患者需要手术治疗，可先按下文手术前预备训练为手术做准备，再待手术后按照膝关节术后康复升级训练系统进行康复训练。其他问题，请遵医嘱。

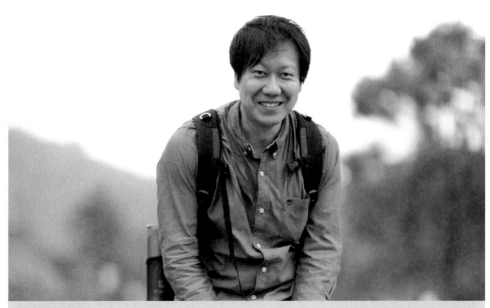

本节作者： 徐雁

徐雁简介：

　　北京大学第三医院主任医师（本书《终结膝痛》作者张付2013年膝关节手术的主刀医师），副教授，临床医学博士，中华医学会运动医疗分会青年委员。

　　主要研究方向为运动创伤的诊断及相关基础研究，侧重于运动创伤性伤病的治疗，髋关节、膝关节运动创伤及微创治疗。

膝关节
常见临床手术与手术后康复建议

1 Chapter

　　由于工作原因，每年我在门诊、病房、运动队等地方接触到的运动损伤患者近万人，因而我深知运动损伤对于一个热爱运动的人来讲，无疑是一件非常令人沮丧的事情。它的出现或多或少会阻止你继续顺畅进行活动，其至会暂时或永久地让你失去生活中很重要的一部分——运动。

　　运动给人带来的快乐和它对身体健康的重要性毋庸赘言，但是就像所有的事物都有两面性一样，运动损伤总会伴随着运动而出现，这也是我们无法回避的。从事运动医学工作的第一天，老师就告诉我"运动医学就是研究运动和缺乏运动对身体功能造成生理和病理性影响的医学"，也就是说不要认为不运动就能彻底告别运动损伤。既然我们怎么也躲不开运动损伤，那么我们不如去彻底地接受和了解它，然后就会慢慢发现运动损伤没有想象中的那么可怕，它也有积极的方面。运动损伤的发生会教会我们很多东西，会提醒我们运动中动作不到位的地方，会让我们更积极地提升自己的运动能力和运动水平。

应该说绝大多数的运动损伤都是可以彻底治疗的，也像所有的疾患那样越早发现、越早治疗，效果就会越好。因为运动损伤多数都是软组织损伤，可能在早期或者刚刚受伤时不会表现出像诸如骨折那样严重的功能受限，所以导致很多人认为自己还能走路，关节还能动，这就不是什么大问题，损伤自己就能养好。认为运动损伤大不了休息一段时间就会完全康复了，也就懒得去医院，或者最多去医院照张片子，看一下没有骨折就觉得万事大吉，高枕无忧，1个月后就又兴高采烈地重返球场了。事实上，我在门诊遇到的患者中，只有很少的一部分是首次损伤就来就诊的。追问他们的病史时，才会发现那次始作俑者的创伤发生在数周、数月、数年，甚至数十年前，因为患者的忽视，使得一个早期可以完全治愈的损伤变得不再那么简单了。

例如，膝关节的前交叉韧带断裂是运动损伤中非常常见的一种损伤，近年来这个名称也伴随着诸多著名运动员的名字一起出现在媒体的报道中。NBA现役全明星球员凯勒·洛瑞、德里克·罗斯，曾经的英格兰足球天才少年迈克尔·詹姆斯·欧文，高尔夫球界的传奇泰格·伍兹都曾因为前交叉韧带断裂而经历了手术。当有些女患者得知她们的前交叉韧带断裂时，甚至会担心得落下泪来。前交叉韧带的断裂往往都发生在一次明显的膝关节运动扭伤中，同时伴有关节肿胀、疼痛、活动受限，导致受伤的即刻就不能继续运动了。这种肿胀、疼痛和活动受限经过几周的休息，往往可以自行消散，在之后的日常生活中和一些简单的活动中甚至感觉不到任何异常，因而很多的患者就被这种感觉误导了，认为自己完全康复了，从而迫不及待地再次继续伤前的运动。然而随之而来的要么是再次的、频繁的损伤，要么是关节逐渐出现了韧带断裂后继发的半月板和软骨的损伤，以至于不能顺利地运动了。

有时我会跟这些患者做这样的比喻：前交叉韧带就好像房子的大梁，当它断裂后，房子当时并不一定会倒塌。但是缺少了大梁的支撑力，房子的重量就需要那些辅梁来承担了，因而房子也处在一种不稳定的、微微的晃动之中。如果再次发生重大的冲击，房子就会倒塌，所幸就算没有再受到冲击，在常年的晃动中，辅梁、门框、窗户等就都慢慢地晃散了，房子的倒塌在所难免。如果在房子的大梁刚断时，只要接上大梁就行了，而年久失修后的房子再复原就会变得很棘手。

一些在十几岁时前交叉韧带就已经断裂的患者，当他们三四十岁前来就诊时，整个关节的半月板、软骨组织几乎被磨光了，关节长满了骨刺。他们的关节甚至比六七十岁的老年人的关节退变还要严重，此时的治疗效果也就可想而知了。事实上，从我们自己临床统计中发现，当前交叉韧带断裂发生1年以上时，继发的关节软骨和半月板的损伤就几乎在所难免了。新伤变成老伤，小伤发展成大伤，能治疗的伤贻误成不能治疗的伤，这种病例在门诊比比皆是。所以对于热爱运动的朋友们，如果你们发生了运动损伤，不要沮丧但更不要忽视，请关注自己的身体，及时到专业的运动损伤专科就诊，从而使运动损伤得到正确的诊断和治疗。

当诊断出运动损伤时，绝大多数情况下，只要通过调整不良的运动姿势和习惯，或者增加局部的肌肉练习就可以治愈了。但是如果确实出现了一些解剖学上的损伤和撕裂，有时候要想彻底恢复机能就需要进行手术。由于手术本身也会带来创伤，因此不必要的手术是不会有人希望实施的。所以当确实需要实施手术进行修复时，请大家不要对手术过分

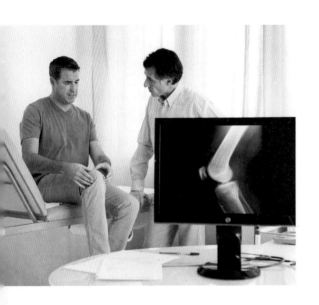

地排斥和抵触，通过了解一些基本的手术过程和原理，你会发现手术其实并没那么恐怖。

还是以前交叉韧带断裂为例，当前交叉韧带断裂后，由于它特殊的解剖特点，自行愈合的几率很低，即便对残端进行缝合一般也不会愈合，因此多数情况下想要恢复韧带的连续性就需要重新做一根韧带，穿到骨头上恢复关节的稳定性，临床上我们称作"前交叉韧带重建术"。重建韧带的材料有很多选择，但用得最多的也是最可靠的，还是自体的肌腱组织。最常使用的腘绳肌腱就是人体大腿后方的两根肌腱，实施手术的时候，通过一个2~3厘米的伤口，把它用取腱器取出来，然后编织成韧带的样子再放到关节里面重建断裂的前交叉韧带。

人体奇妙的地方就是，取掉的这两根肌腱还会在原来的位置再生，就好像壁虎的尾巴那样。虽然再生的肌腱没有原来的强大，但还是可以基本提供之前肌肉的功能。而移植进关节里面的肌腱，也会在人体慢慢改建过程中变成真正的韧带，重新发挥前交叉韧带对关节的稳定功能。

有人在门诊问我，移植的韧带可以用几年？会不会慢慢又失效了，变松了？固定韧带的钉子会不会慢慢松动，固定不住？——人不是机器，而是机体，韧带重建手术的原理并不是用肌腱来替代韧带，而是我们在韧带原来的地方移植进一个有机的支架，人体会在这个支架上经过改建、塑性，从而重新生长出一个韧带。这个韧带是生长在骨头上的活的韧带组织，会不断继续生长和新陈代谢，是不会慢慢磨损和消耗掉的。固定的钉子等也只是

暂时地提供固定功能，后期就不依靠它们了，也就无从谈起失效的问题了。

我有个小患者，11岁的时候韧带断了，我给他做了前交叉韧带重建手术，1年后他来复查，身高长了将近20厘米，而重建的韧带非常结实，它也随着机体的成长而相应地生长了。膝关节所有韧带重建的手术基本都是这个原理，而由于微创外科技术的发展，这些手术都可以在关节镜下完成，伤口就是几个"小眼儿"和一个2~3厘米的取腱口，即便是对于爱美的人士来说也是容易接受的。当然微创手术更重要的好处还是对整个关节造成的创伤很小，功能影响小，恢复起来也比较快。

如果身体上长了个瘤子，把瘤子成功切除，应该说手术治疗基本成功。但是对于运动损伤来讲，手术成功地实施只能算是治疗成功的三分之一，要想彻底重返伤前的运动水平，术后系统科学的康复治疗与康复训练还要占三分之一。手术只能恢复解剖上的部分结构，提供功能恢复的基础，但要尽快达到功能的恢复还需要肌肉力量、协调性、反应性、本体感觉等的训练（《终结膝痛》第五章提供了膝关节手术前与手术后丰富而科学的肌肉力量、协调性、反应性、本体感觉训练升级系统）。在肌肉力量不足，或者协调性不佳等情况下贸然重返赛场，结果就可能造成新的损伤和关节肢体的不良反应，更别提重返以前的运动水平了。对于关节手术来讲，术后

康复中最重要的两点，一个是关节活动度，一个是肌肉力量。在一定程度上来讲，关节的活动度或者说灵活性要比稳定性更重要，因此术后前期应该在条件允许的情况下尽快恢复关节的活动度。这个过程中有时会伴随着疼痛，也是大家经常"谈虎色变"的地方，但事实上如果掌握基本原则和科学的方法，多数情况下是可以轻松达到效果的。不能用力过猛也不能过激，保持康复训练进度，循序渐进地进行就好。后期的康复肌肉力量的锻炼是重中之重，它也直接决定着恢复运动能力的快慢，而肌肉力量的练习很多时候可能有些枯燥，相比膝关节活动来讲也许更不容易坚持，但是当你一旦发现肌肉锻炼之后带来的机体和身心的变化和状态的提升，你就有可能真正热爱上它，也会更好地投入进去，让效果更加迅速地显露出来。总之，膝关节活动和膝关节康复专项肌肉力量训练是术后康复的两大重点，也是两大难点，它们也会互相影响，互相促进，相辅相成。

运动损伤治疗的最终成功，还有三分之一取决于每个人自身。身体素质、心理素质、性格、身体修复能力等因素，每个人都不尽相同，它依靠于个人每天的积累，是无法速成的。因此即使当我们会突然面对运动损伤或者任何其他的挫折和困难，只要保持积极的心态、宽容的心境、乐观的态度，我们就可能已经把握住了成功的三分之一。

膝关节手术前
预备训练

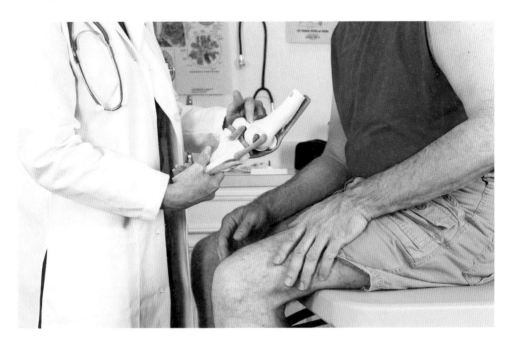

一、膝关节受伤后的应对原则

1. 遵医嘱，减少患肢负重

受伤后患肢尽量减少负重。手术后当天增加睡眠，睡眠会为伤口恢复赢得时间。在康复训练没有使患肢达到单独承担体重前，尽量挂拐杖辅助承担体重。

2. 整洁的居室

你需要一个整洁的居室，包括卧室、客厅、厨房和厕所。凌乱摆放的器物或许把你绊倒，尤其是在你挂拐或两条腿力量不平衡时。

3. 在合理的范围内进行康复训练

本书的康复训练内容将有效加速你的膝关节康复速度。如果不是严重膝关节伤，手术后当天即可进行康复训练，所有训练均为升级训练系统，先找到自己属于哪一级，然后循序渐进进行升级训练。如果你的伤势经医院检查后只需保守治疗和静养，一般可按照手术后第一天康复训练内容练起，循序渐进升级，直到恢复膝关节功能。

4. 保持积极心态，关注心理健康

膝关节受伤后，你将遇到很多问题。比

如止痛药效果不佳，拄拐行走使你手臂酸痛，睡眠不好……此时你会变得很烦躁。不要把这些烦躁发泄给你的家人和朋友，你要以积极心态面对康复过程，真心赞美家人和朋友对你的帮助，并积极寻找方法克服困难。良好的心理状态也将加速你的伤病康复。

5 注意康复期的危险信号

注意康复期的危险信号，这样可以把小问题控制住，以免造成不必要的大麻烦。比如手术后注意测量体温，由于术后抵抗力降低，要防止感染而发热。注意观察伤处，有出血、过度肿胀、僵硬、持续疼痛等情况，随时联系你的医生。在进行康复训练时，如果出现关节明显疼痛或严重不适，请立即放弃该训练，选择训练升级系统中较低一级的训练内容。将造成疼痛的训练推迟1~2周再进行。

6. 健康饮食，控制体重

受伤后很多人都倾向于胡吃海塞的恶补，这样会使你的体重增加，待恢复走路时，你的膝关节将承担更大负荷，这些多余的体重会延缓你的膝关节康复速度。注意补充蛋白质、维生素和矿物质即可。

7. 知识至关重要，不要蛮干

受伤后的康复训练将是漫长的阶梯过程，切不可按照自己的臆想突然增加强度。最好按照本书给出的升级训练系统进行训练，胡乱的几个孤立动作训练可能适得其反。

8. 为手术后的养伤期准备时间

好的养伤心态还在于利用好时间。漫长的养伤期是上帝赐予你优质的时间。你可以阅读那些你曾经一直想阅读的书，你可以总结前面工作的得失，制定伤好后未来的计划；你可以看电影、上网、做手工……当然，你不要忘记进行康复训练，本书介绍的康复训练，将让你在相对短的时间内达到最优质的机能康复效果，并有效减少相关外伤的复发。总之，不要让孤独占据你的心，你要时时保持对生活的热情，这将有利于伤势的恢复。

9. 不要羞于寻求帮助

受伤后的康复期，不要羞于寻求帮助。比如让人帮你拿高处的物品，把坐位让给你等。千万不要逞能，降低二次受伤的风险是最重要的。

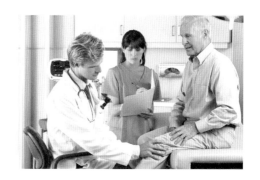

二、肌肉力量准备

膝关节受伤后，如不及时进行功能性训练，腿部肌肉萎缩会使膝关节稳定性进一步降低，走路时不稳，给运动能力和生活带来诸多不便。受伤患肢的肌肉萎缩会使受伤腿的肌肉力量明显下降，也会对术后膝关节的功能恢复产生不利影响。术前的膝关节功能性训练能有效提高膝关节周围肌肉的力量和关节稳定性，防止术前发生肌肉萎缩，提高术前日常生活的运动能力，并为术后尽快恢复工作和生活创造有利条件。请务必重视膝关节术前功能性训练。

> **Tips**
>
> 以下训练1~3均为中国运动损伤权威机构北京大学第三医院运动医学科推荐的训练方法，相对安全，效果明显。

1 | 踝泵训练

训练目的

增加膝关节周围血液循环，使更多富含养分的血液流进受损组织，同时带走炎性物质和代谢产物，促进伤痛处恢复。

动作详解

仰躺于床面，膝关节带支具成伸直位，脚掌向床面踩使踝关节跖屈，到达极限；然后缓慢向上勾脚尖到达极限，完成足背屈。

训练组次数

每天进行，每次训练5~10分钟。

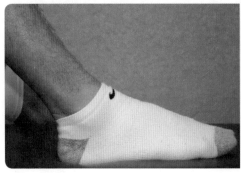 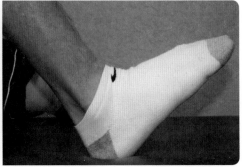

2 | 股四头肌收缩与放松训练

训练目的

防止股四头肌萎缩，增加膝关节稳定性。

动作详解

仰卧或平坐于床上，双腿自然伸直，反复进行双下肢收缩及放松，当股四头肌收缩时可以明显感觉到大腿前侧绷紧，对于股四头肌发达者可明显看到大腿前侧维度增加。在不增加膝关节疼痛感的前提下，收缩维持5秒，再放松2秒。

训练组次数

每天训练2~3次，每次训练2~3分钟。

3 | 仰卧直抬腿训练

训练目的

仰卧位提高股四头肌力量的训练，动作安全，不会造成膝关节额外受伤，在术前、术后均可采用。

动作详解

股四头肌绷紧保持膝关节绷直，直腿抬离床面15厘米或抬高15度，保持住直到无力维持为止，然后缓慢放下，休息片刻，再进行下一次训练。

训练组次数

每天2~3组，每组20~30次，组间休息30秒。

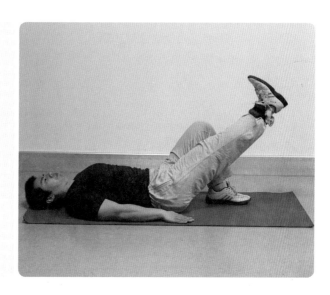

4 | 靠墙静蹲

训练目的

其因为采用了静止不动的锻炼方式，所以不增加关节损伤，一般不引起疼痛，所以既有效又容易坚持。另外，该锻炼方式不受环境和辅助器材限制。既可以作为膝关节术前股四头肌功能性训练，也可以作为术后增强股四头肌力量和膝关节稳定性训练，同时可以作为中老年人预防膝关节老化的功能性训练。除此之外，也是平时运动不多的朋友提高肌肉力量和膝关节稳定度的锻炼方法。

动作详解

背靠墙，双足分开，与肩同宽，逐渐向前伸，和身体重心之间形成一定距离，40~50厘米。此时身体就同时已经呈现出下蹲的姿势，使小腿长轴与地面垂直。大腿和小腿之间的夹角不要小于90度。因为蹲得太深，会明显增加髌软骨的压力，且对大腿肌肉力量不会产生强烈的锻炼效果。膝关节受伤者无论术前、术后一般都会有一个疼痛角度，比如蹲到30度时疼痛，可以继续向下蹲到60度以避开疼痛角度，反之亦然。

训练组次数

一般每次蹲到无法坚持为一次结束，休息1~2分钟，然后重复进行。一般持续30分钟为1次训练，每天训练1~3次。

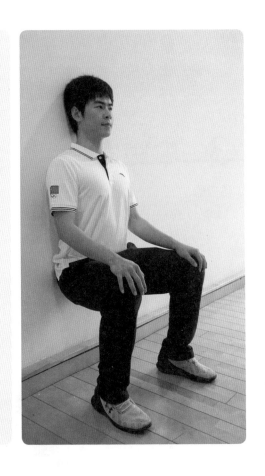

三、为术后单腿生活做准备

膝关节手术后，患肢在一定时期内无法着地，需要用好腿和双拐进行日常生活。比如患肢不着地时的站立、小便、大便、狭窄空间移动、床上移动等。下文将根据术后患肢不能着地的特点，总结一些术后双拐期正常生活的经验。其中很多技巧可以通过术前的特殊训练进行加强。

男士的大便和女士的小便都可以借助马桶直接完成。但需以患者好腿的力量和平衡能力为前提，否则就要用便盆躺在床上大便，这也是一个痛苦的过程，而且难以排便，更多情况下要在护工或亲人帮助下插开塞露来辅助排便。

> **Tips**
>
> 平时如果无法完成单腿深蹲8次以上，即使双手扶住把杆也要护工或家人搀扶完成马桶下蹲，以免发生意外。

1 | 扶物单腿深蹲

训练目的

增加单腿的肌肉力量和平衡能力，为术后自如地挂拐单腿站立、移动、下蹲坐下和大小便创造条件。

▌ 动作详解

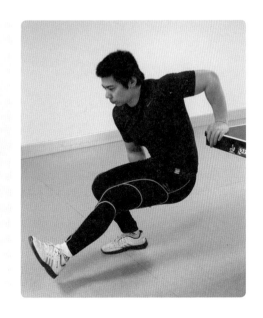

以右腿下蹲为例模拟左腿膝关节受伤的情况。左手扶住固定物（墙面或牢固的桌子等），右腿下蹲，左腿前伸使左脚不触及地面，下蹲至右腿大腿尽量与地面平行，保持右膝盖不超过脚尖，身体尽量向后坐（就像马步一样），利用左手扶住固定物保持身体平衡。下蹲时吸气，站起时呼气。左脚始终不触及地面。

训练组次数

每次训练3~4组，每组训练8~12次。

2 | 单腿深蹲

训练目的

扶物单腿深蹲的升级版，对腿部肌肉力量和单腿平衡能力要求很高。

动作详解

以左腿下蹲为例模拟右腿膝关节受伤的情况。左腿下蹲，右腿前伸使右脚不触及地面，同时两手做前平举以增加身体平衡性；下蹲至左腿大腿尽量与地面平行，保持左膝盖不超过脚尖，身体尽量向后坐（就像马步一样）。站起时，前平举状的双臂自然放于身体两侧。下蹲时吸气，站起时呼气。右脚始终不触及地面。

训练组次数

每次训练3~4组，每组训练8~12次。

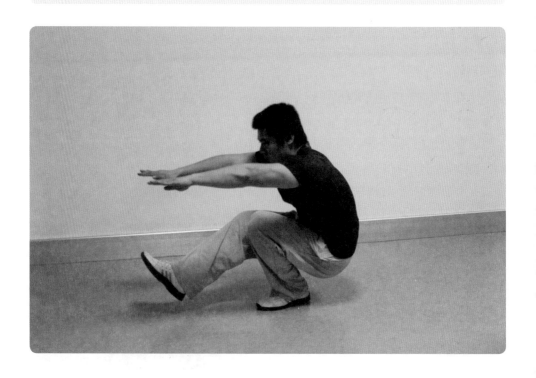

四、术后狭窄空间的移动

1 ┃ 单脚街舞式侧滑步

训练目的

当患肢不能触地，又需要在狭窄空间移动身体时，可以用另外一只脚在地面单脚滑步进行移动。

▌**动作详解**

在术前，用健肢单腿支撑身体（图片演示以左脚单脚着地为例），患肢悬空，可用一只手扶墙增加平衡感。然后，以着地脚脚跟为轴向内扭转脚尖以完成侧移，再以着地脚脚尖为轴向内扭转脚跟完成侧移。向内侧移后，再进行向外侧移训练。

当训练到一定程度后，可以完成单脚任何方向的滑步。单脚滑步的启动肌肉为腰腹肌肉，通过腰部的扭转产生侧移滑步的动力，双手可以配合腰部的扭转而摆动以增加身体的平衡性。

术后在移动时需利用双拐辅助支撑，结合单脚滑步完成狭窄空间的移动和各种单脚转身动作。

训练组次数

每次训练2~3组，左右各滑行15步为1组。

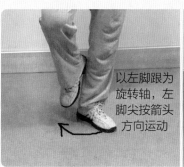

以左脚跟为旋转轴，左脚尖按箭头方向运动

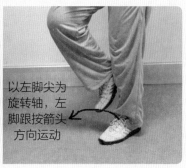

以左脚尖为旋转轴，左脚跟按箭头方向运动

Tips

单脚街舞式侧滑步对腰腹肌肉刺激明显，尤其是腹外斜肌和腹内斜肌，所以该训练项目也可在痊愈后作为减少腰腹赘肉的训练项目。

五、床上的移动

1 巴西柔术式三维垫面移动

训练目的

　　术后一段时间内，当需在床上进行各种仰卧后的移动时，可以利用这套移动方法轻松完成抬高患肢后的床上各种移动。

动作详解

　　（1）仰卧倒向移动：抬起患肢仰卧于瑜伽垫上，利用两侧臀部和两侧肩胛骨为着点，然后腰腹左右发力，让后背在垫面扭动爬行。方向是向我的头上方移动，可以附加大臂在垫面的滚压以增加摩擦力。

　　（2）仰卧正向移动：和仰卧倒向移动类似，只不过移动方向是向脚的方向移动。

　　（3）仰卧侧向移动：利用臀部和肩胛的交替抬起向身体侧面移动的垫面移动方法。移动时要配合双腿和双臂的左右摆动以增加身体仰卧位移动时的平衡感。

训练组次数

　　每次训练2～3组，仰卧倒向、正向、侧向移动各移动12～20次为1组。

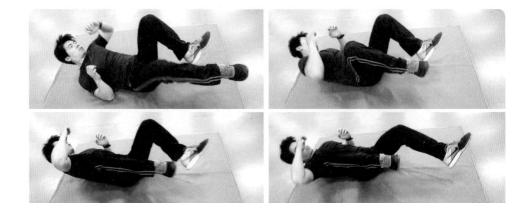

Tips

　　以上训练对腰腹肌力要求很高，术前训练时会发觉腰腹肌肉有酸胀感。该训练对腰腹肌肉刺激强烈，所以该训练项目也可在痊愈后作为减少腰腹赘肉的训练项目。

六、准备手术材料

患者如果做的是前交叉韧带重建手术（利用腘绳肌腱或髌腱重建），术前等待期如果很长，患者则可以利用训练增强自己的腘绳肌腱或髌腱，为重建手术准备更长、更富韧性的材料。

以下两种训练要求训练时膝关节无疼痛和不适感，否则停止训练。

1 腘绳肌收缩训练

训练目的

由于该训练没有膝关节角度变化，所以膝关节有伤痛者也可以训练，既可缓解由于伤痛带来的腘绳肌萎缩，又可适度增强腘绳肌腱。

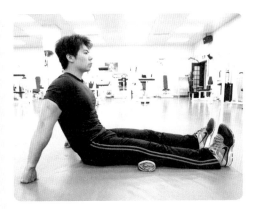

动作详解

平躺或平坐于床上，用力用腿下压床面，感觉大腿后侧有绷紧感，维持5秒，然后放松2秒；依次反复，完成30次为1组。可以在小腿下垫一块折叠好的毛巾以增加训练效果。

训练组次数

每次训练3~4组。

2 髌腱的训练

（1）股四头肌收缩与放松训练

（2）仰卧直抬腿训练

（3）靠墙静蹲

> **Tips**
>
> （1）（2）（3）训练在上文中有详细介绍。

七、双拐的使用

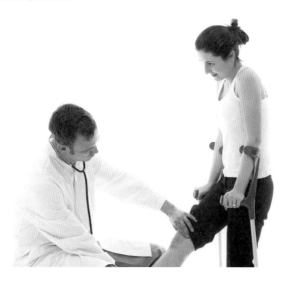

术后的头几周要使用双拐辅助行走，尤其术后第二天，根据医生的要求，有些患者就要挂拐下地进行行走练习。术前如果充分练习过挂双拐行走，术后会更加自如地在地面移动。那种拖着术后的棉花腿才开始第一次使用双拐的情况会令患者很被动，所以最好在手术前头几天学会使用双拐支撑行走。

（一）双拐支撑行走

1. 拐杖的选择

拐杖的高度及中部把手与患者的身高、臂长相适宜，拐杖底端配橡胶装置起防滑作用，拐杖的顶端用软垫包裹以减少对腋窝的压力。

拐杖高度调节到顶端软垫略低于腋下位置。双手握住把手，伸臂，利用肱三头肌的发力将身体撑起，此时顶端软垫应略低于腋窝或者轻贴腋窝，达到这种状态表明把手高度的调节已经到位。

注意：不要出现顶端软垫紧顶腋窝的情况。由于腋窝有腋神经和大量血管，如果在双拐辅助行走过程中，拐杖顶端软垫过度压迫腋窝，会使手臂发麻，造成手臂失去对双拐的控制，有摔倒风险。

2. 挂双拐平地行走

发力模式：挂拐行走是靠手臂向下按压双拐用手撑起身体向前行走，主要靠手臂向下压产生的支持力支撑身体，而不是用腋窝支起身体的模式。上文讲过，腋窝支撑模式有可能造成手臂发麻，有摔倒风险。

所以，上肢力量强的人，使用双拐更自如。使用双拐的辅助力量训练是发展肱三头肌。

（二）提高手臂支撑能力的辅助力量训练

1 | 窄手距俯卧撑

训练目的

提高拄双拐时手臂的支撑能力。

▶ **动作详解**

俯卧位，以手掌与脚尖支撑身体，两手间距窄于肩宽，如果实力允许，可以两手掌几乎靠在一起，身体挺直与地面平行。两臂屈曲，下降身体至胸部几乎贴地，再上推使手臂伸直，这样记作1次动作。下降身体时吸气，上推身体时呼气。

训练组次数

3~4组，每组做12~20次。

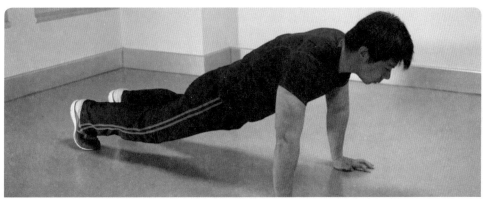

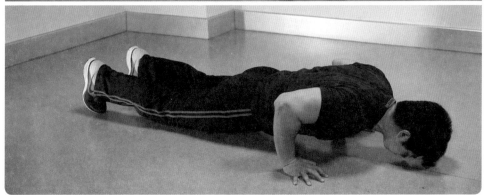

2 ｜ 双杠臂屈伸

训练目的

进一步提高拄双拐时手臂的支撑能力，是窄手距俯卧撑的升级版动作。由于上下双杠对于膝关节有伤者不方便，所以膝关节伤重者不建议使用该动作训练。

> **动作详解**
>
> 找一架杠低且牢固的双杠，两手支撑身体上双杠。使两臂尽量伸直，然后慢慢屈曲手肘，使身体下降至尽可能胸部低于双杠的横杠，然后肱三头肌发力，伸臂，支撑起身体回归起始位置。撑起身体时呼气，下降身体时吸气。
>
> **训练组次数**
>
> 3~4组，每组做8~12次。

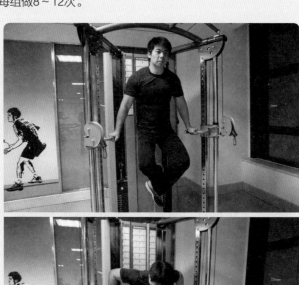

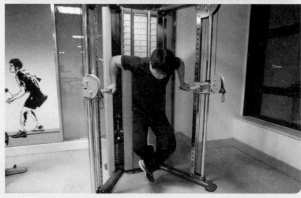

3 | 拄双拐平地行走

训练目的

　　手术后，患者拖着沉重的支具直接双拐行走，会有一定受伤几率。所以，患者在手术前可以先掌握拄双拐平地行走的技术动作，形成双拐使用的神经肌肉动作模式，便于术后更快进入拄拐行走训练。

动作详解

　　（1）将双拐同时移向身体前面适当的距离。

　　（2）向前迈出患侧腿，脚跟先着地，然后整个脚掌着地。

　　（3）向前迈出健侧腿，并超过患侧腿适当距离。

　　（4）将双拐移向健侧腿前方。

训练组次数

　　2～3组，每组20步，手术前训练10次以上。

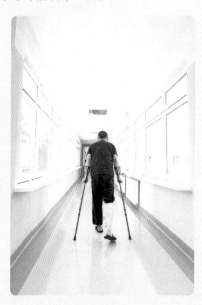

Tips

　　（1）在行走过程中，患者应将身体重量支撑在双手上，而不是腋窝下。

　　（2）如果患侧腿无法受力，需要双拐结合健侧腿行走，患肢始终悬空抬离地面。

4 | 拄双拐上楼梯

训练目的

　　患者在手术前掌握拄双拐上楼梯的基本技术动作，形成双拐使用的正确动作模式，便于术后更安全完成拄双拐上楼梯动作。

动作详解

　　（1）拄双拐站立于楼梯前，要求双足距离第一步台阶20～30厘米远。

　　（2）迈出健侧腿至上一台阶，将身体重量放在手上，同时将双拐及患侧腿迈至第一台阶，停留一会儿，使自己的身体保持平衡。

训练组次数

　　2～3组，每组20步，手术前训练10次以上。

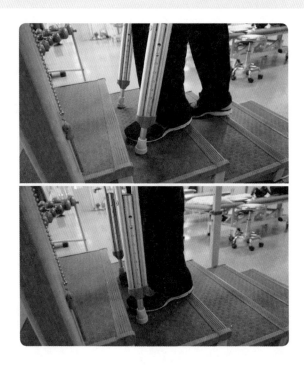

Tips

　　上楼梯时健侧腿先上，患侧腿后上，用健侧腿腿部肌肉向心收缩牵引身体。

5 | 拄双拐下楼梯

训练目的

　　患者在手术前掌握拄双拐下楼梯的基本技术动作，形成双拐使用的正确动作模式，便于术后更安全完成拄双拐下楼梯动作。

动作详解

　　（1）将双拐放于下一台阶的前方中部，以保持自己身体平衡。

　　（2）迈患侧腿至下一台阶，再将健侧腿迈至下一台阶。

训练组次数

　　2~3组，每组20步，手术前训练10次以上。

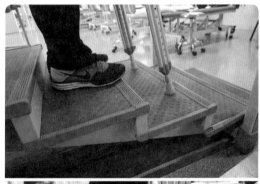

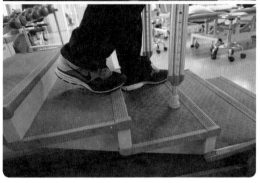

Tips

　　下楼梯要遵循患侧腿先下的原则。

八、膝关节手术前准备期训练计划

（一）隔天训练组合

训练原则：

以下训练，隔天进行，每周训练3~4次，手术前72小时停止训练。训练时，按训练动作顺序依次进行。训练动作，组间休息30~90秒。

训练计划：

训练动作	训练组数	每组要求
单腿深蹲（或扶物单腿深蹲）	3~4组	8~12次
单脚街舞式侧滑步	2~3组	左右各滑行15步
患肢仰卧直抬腿训练	3~4组	20~30次
巴西柔术式三维垫面移动	2~3组	每个方向12~20次
窄手距俯卧撑（或双杠臂屈伸）	3~4组	12~20次
双拐使用训练	2~3组	大于20步
靠墙静蹲	1组	做至力竭

（二）每天训练组合

训练原则：

以下训练可以每天进行，且在"隔天训练组合"之后进行。

训练计划：

训练动作	训练组数	每组要求
靠墙静蹲	3~4组	做至力竭
股四头肌收缩与放松训练	2~3组	2~3分钟
腘绳肌收缩训练	3~4组	30次
踝泵训练	1组	5~10分钟

九、为术后生活准备工具

如果术前能抽出1～2个月进行上述训练，那手术后所需的用具，如便盆、开塞露、高位坐便器，以及护工都可以完全不用，一切生活能自理。

如果没有上述训练，又不能完成健肢单腿深蹲，手术后前几天的如厕需要高位坐便器以及护工搀扶完成。

此外还需准备双拐、脸盆、毛巾、尿壶、轻便鞋子（最好是宽头包脚防滑的运动鞋）。同时，你要有必胜的信心来迎接手术和术后艰苦卓绝的康复过程。

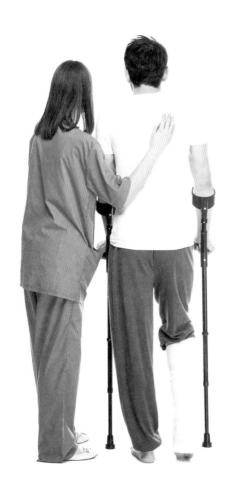

膝关节手术后
第1周康复训练

3 Chapter

　　膝关节手术后第1周为炎性反应期，此时膝关节水肿、疼痛，不能负担体重或只能负担少量重量，患者术后第1周大部分时间处于卧床状态。此时仍然要进行各种训练，比如伸直训练、肌肉训练，以防止膝关节无法伸直造成跛脚、肌肉萎缩加重，甚至出现静脉血栓。

一、术后当天的康复训练

（一）麻醉药的消除

　　一般膝关节关节镜手术需要6小时麻醉。在麻醉药消退之后，就要开始活动脚趾和踝关节，以促进血液循环和感知觉恢复。如果疼痛感在可承受范围内，就可以进行下面介绍的方法进行最基本的恢复训练。但切记，不要试图下地行走，每个人的麻醉时间不尽相同，自感腿部恢复知觉，但其肌肉受力和本体感觉能力尚未恢复，下地可能造成摔倒，引起二次伤害。所以术后当天应在床上解决饮食与生活问题。

（二）患肢的摆放

　　手术后患肢放于垫高位（比如在枕头上垫高），使患肢在卧床时高于心脏位置，以促进血液循环。脚尖竖直向上，不要歪向一边，膝关节后侧腘窝处空出，以避免患肢成微屈状态。

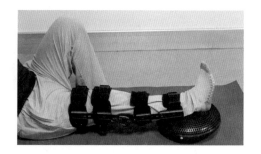

虽然微屈位的患肢最为舒服，但患肢关节微屈位会造成膝关节后侧关节囊处于放松状态，从而使患肢膝关节无法伸直，造成一腿长一腿短的情况。

所以，切记，术后第1周患肢膝关节尽量保持垫高伸直位。

（三）术后当天的生活

1. 饮食

术后当天进食要适量，不吃牛奶、鸡蛋、肉类等高蛋白食物，一则避免肠胃胀气，二则减少便秘的发生几率。术后当天应吃水果、蔬菜，主食尽量吃粗粮，比如小米粥、玉米等。

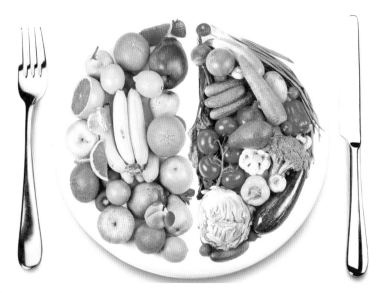

2. 大小便

（1）小便

麻药手术后，成功的一次小便是机体恢复各项机能的一个重要标志。尤其腰部穿刺麻醉后，生殖器和尿道完全僵直没有任何反应，成功排尿表明生殖和泌尿系统恢复了一定的神经兴奋性。

由于手术缘故，术后当天很难完成站立排尿。但如果患者在手术前，经过一定的健肢单腿深蹲训练，将给术后解决大小便的问题带来帮助。

单腿深蹲赋予了男性患者更强的单腿站立平衡能力，只要身体倚住床边，健肢单腿站立即可完成站立小便。必要时请护工或亲属帮忙，以免发生意外。

如果健肢无法单腿站立，又不能床上仰卧排尿，就需要进行导尿管插管排尿，那将是个极痛苦的过程。

（2）大便

首先，为了避免术后当天大便，术前除了保证12小时内不进食、不饮水外，术后也不要吃大量食物。控制好术后饮食的好处在于术后当天尽量不排便，待第二天麻药完全消除后，就可以使用马桶利用单腿深蹲技术进行大便了。

如果术后当天需要大便，尽量使用便盆在床上进行或遵医嘱。

（四）术后当天膝关节伸直训练

1 | 垫高伸直训练

训练目的

回归正常状态下膝关节伸直度，防止术后出现膝关节无法伸直状况，避免跛脚的情况发生。

动作详解

坐姿或仰卧位，在患肢脚踝下垫上枕头等抬高物，使膝关节腘窝处悬空，利用腿部自身重力使膝关节被动伸直。

训练组次数

手术后当天即可训练，每天训练2次以上，每次20分钟，如果膝关节伸直程度和好腿一致，一个月后可逐渐减少伸直训练。

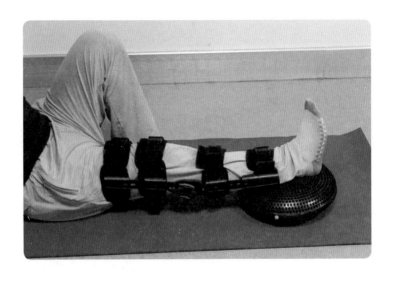

2 | 负重伸直训练

训练目的

该训练为"垫高伸直训练"加强版，主要针对术前膝关节就无法伸直的患者。

▶ **动作详解**

坐姿或仰卧位，在患肢脚踝下垫上枕头等抬高物，使膝关节腘窝处悬空，在膝盖上方大腿侧及膝盖下方胫骨侧放上沙袋，以迫使膝关节达到伸直甚至超伸。

训练组次数

手术后当天即可训练，每天训练2次以上，每次20分钟，如果膝关节伸直程度和好腿一致，一个月后可逐渐减少伸直训练。

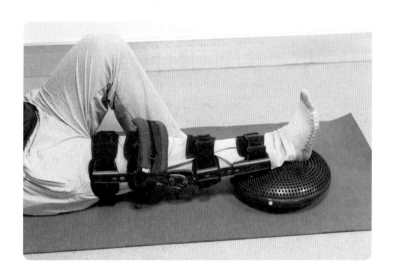

Tips

沙袋的摆放位置是膝关节以上大腿部位，如果直接把重物压在膝关节上，会增大髌骨和股骨间压力，长时间压迫可能造成新的损伤。

（五）术后当天功能性训练

1 | 踝泵训练

训练目的

通过踝部运动，可加速患肢的血液循环，消退肿胀，防止由于术后卧床造成的患肢静脉血栓。据研究，一次全程的踝泵运动可以把3升血液压回躯干。

动作详解

仰躺于床面，膝关节带支具成伸直位，脚掌向床面踩使踝关节跖屈，到达极限；然后缓慢向上勾脚尖到达极限，完成足背屈。每次动作所需时间为4～6秒，踝关节跖屈与足背屈时间相等。

训练组次数

术后第1个月，每天做500～1000次。

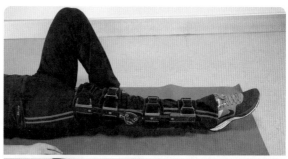

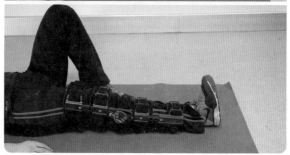

Tips

（1）手术后麻醉药药力减退后立即进行训练。动作要求缓慢用力，在不引起明显疼痛的范围内最大限度活动、反复连续进行。在不睡觉时至少每小时做5分钟。

（2）为清楚拍摄训练动作，本章示范以瑜伽垫为主要道具。

2 | 股四头肌等长收缩训练

训练目的

防止股四头肌萎缩，促进下肢血液循环，减少血栓发生几率。

动作详解

平坐于床上，双腿自然伸直，反复进行双下肢收缩及放松，当股四头肌收缩时可以明显感觉到大腿前侧绷紧，对于股四头肌发达者可明显看到大腿前侧维度增加。在不增加膝关节疼痛感的前提下，收缩维持5秒，再放松2秒。

训练组次数

尽可能做到500~1000次。

3 | 腘绳肌等长收缩训练

训练目的

防止腘绳肌萎缩，促进下肢血液循环，减少血栓发生几率。

动作详解

平躺于床面，用脚后跟和小腿向下用力压床面，或者是腿下垫枕头再用力压床面，感觉大腿后侧有收缩变硬感。下压时始终保持腿伸直，否则膝关节弯曲可能会引起疼痛或造成损伤。在不增加膝关节疼痛感的前提下，收缩维持5秒，再放松2秒。

训练组次数

尽可能做到500~1000次。

术后当天训练所需工具：

垫高用沙袋（或其他垫高物），膝关节术后支具（下文简称支具），伸直训练用负重沙袋。

术后当天康复训练计划：

训练动作	组数	每组要求
垫高伸直训练（或负重伸直训练）	2组	20分钟
踝泵训练	10~12组	50~100次
股四头肌等长收缩训练	5~10组	10分钟
腘绳肌等长收缩训练	5~10组	10分钟

二、术后1周内的康复训练

（一）术后的生活

手术后的24小时，如果生命体征稳定，疼痛在可忍受范围内，可以在保护之下挂双拐，手术后患肢的脚不着地行走。患肢对应的脚是否着地部分受力，每个人情况不一样，需遵医嘱。尤其半月板缝合术的患者，其患肢腿着地需要在术后4~6周以后。

1. 大小便

男士小便可以单腿站立，手扶固定物完成。大便或女士小便需要坐马桶，采用扶把杆或固定物的单腿深蹲技术完成蹲马桶动作。如果在手术前练习过单腿深蹲或单腿硬拉，术后大小便将更容易。

2. 地面的移动

可以使用双拐进行地面移动。下地行走之后，可能会有患肢充血和胀痛感觉，要加强踝泵训练，来促进肢体远端的血液回流以缓解症状。患者不要因为患肢充血和疼痛几天不下地，卧床休息时间过久，患肢充血、胀痛的感觉反而越强烈，或有可能造成体位性低血压发生。若医生认为患肢情况允许，要适当尝试下地和负重，若延误，则可能增加并发症风险。

下地行走后若遇到狭窄空间，可以健肢侧单脚街舞式侧滑步移动完成。

3. 床面的移动

采用巴西柔术式三维垫面移动，需注意，带支具进行床面移动比空腿移动要难，支具本身有重量，而且患肢因为支具使膝关节始终处于伸直状态，所以移动时要格外注意身体仰卧位的平衡，且移动距离不宜过远。

（二）功能恢复训练与力量训练

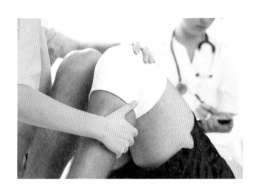

第1周的功能性康复训练除了要做踝泵训练、股四头肌等长收缩训练和腘绳肌等长收缩外，以四个维度（前、后、内、外）的直抬腿训练为主，其训练可以增加下肢血液循环，防止血栓形成，同时可以加强四个维度的肌肉力量，预防肌肉萎缩，对加固患肢膝关节有良好训练作用。由于该系列训练过程中膝关节始终伸直不动，也不负担体重，所以该系列训练相对安全。

直抬腿练习以克服腿的自身重量为主，但由于术后第1周随时佩戴支具，支具的重量将产生额外负荷，所以有一定训练强度，而总体仍为耐力训练，每组重复次数较多，一般抬起、放下20～30次算1组。

力量差者可以静力性训练，即抬腿后保持不动，尽量坚持更长的时间，然后休息3～5秒继续做至力竭，5～10次为1组，每天做4～5组。

Tips

有髌骨骨折、髌腱断裂、股四头肌肌腱断裂损伤者，向前的直抬腿不能早期训练；内侧副韧带的断裂早期不能练习内侧直抬腿；外侧副韧带断裂早期不能做外侧直抬腿；股二头肌的肌腱断裂早期不能做后抬腿。有以上情况者，相应训练需推后2～4周进行或遵医嘱。

功能恢复训练如下

1 | 踝泵训练

每天500～1000次。

2 | 股四头肌等长收缩训练

每天500～1000次。

3 | 腘绳肌等长收缩训练

每天500～1000次。

4 | 仰卧直抬腿训练

训练目的

仰卧位提高股四头肌力量并防止股四头肌萎缩的训练方法，同时可促进血液循环，增加膝关节稳定性。其动作安全，不会造成膝关节再次受伤，在术前、术后均可采用。

该训练动作，如果手术当天麻醉过后无明显不适感，也可以尝试进行。一般情况则从术后第二天开始训练。同时由于手术方式和伤情的不同，患者需根据自身情况选择训练方案。

动作详解

仰卧于床上，股四头肌绷紧保持膝关节绷直，直腿抬离床面15厘米或抬高15度，保持住直到无力维持为止，然后缓慢放下，休息片刻，再进行下一次训练，抬腿时呼气，放下大腿时吸气。

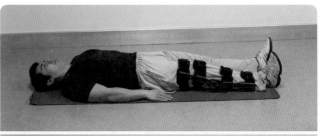
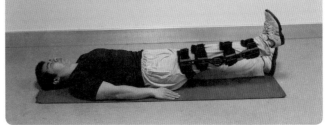

Tips

（1）手术后第一天的训练不要求时间、组数和次数，目的是维持神经肌肉控制能力，防止功能退化。一般每隔一两个小时就抬起一下，若抬腿时无疼痛感，可以尝试次数与组数组合训练。

（2）采用腘绳肌肌腱（股薄肌、半腱肌的肌腱）重建前交叉韧带的患者，或者使用异体肌腱及人工韧带者，由于膝关节前侧的损伤较小，疼痛不明显，可以在术后第二天开始进行仰卧直抬腿训练。训练组次数：每天3～4组，每组10～20次，组间休息30秒。

（3）若患者采用髌腱重建前交叉韧带，髌腱切口处会有剧烈疼痛感，需推迟到术后第2周再尝试直抬腿训练，以免产生过度疼痛和增加炎症机会。

5 | 侧卧侧抬腿训练

（1）侧卧内侧直抬腿训练

训练目的

强化大腿内侧肌肉力量，对膝关节产生加固作用。

动作详解

以右腿侧卧内侧直抬腿为例。先向右边侧身躺下，左腿弯起，左脚踩在右腿腘窝后面床上，以支撑和保持身体稳定。伸直右腿，右腿膝关节内侧向上抬起，使脚踝离开床面10厘米左右。调整呼吸，抬腿时呼气，放腿时吸气。

训练组次数

每天训练1～2次，每次训练2～3组，每组10～20次，组间休息30秒。

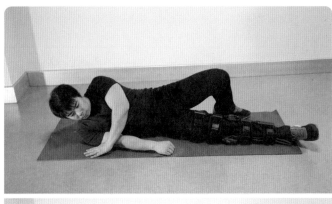

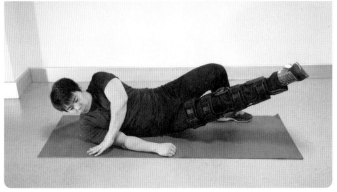

Tips

（1）采用腘绳肌肌腱（股薄肌、半腱肌肌腱）重建前交叉韧带患者，由于取腱切口偏内侧，可能在进行侧卧内侧直抬腿训练时有明显痛感，所以要推迟2～3天训练。内侧副韧带有伤者，侧卧内侧直抬腿需要推迟1个月进行或遵医嘱。

（2）由于人的髋关节内收角度只有20～30度，过度抬高有可能使髋关节产生疼痛感。

（2）侧卧外侧直抬腿训练

训练目的

强化大腿外侧肌肉力量，对膝关节产生加固作用。

动作详解

以左腿侧卧外侧直抬腿为例。向左边侧躺，左腿伸直平放于床面，双臂扶住床面以稳定身体。伸直双腿，左腿在下、右腿在上，右腿向上抬起，让两腿分开，使两腿分开两三个脚的距离，即髋关节外展角度为20～30度，保持侧抬腿动作5秒，然后再缓慢放下，再进行下一次动作。不宜抬腿过高，以免髋关节疼痛。

训练组次数

每天训练1～2次，每次训练2～3组，每组10～20次，组间休息30秒。

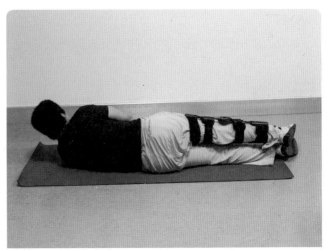

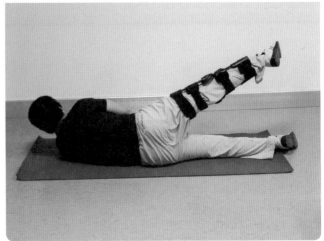

Tips

外侧副韧带有伤者，侧卧外侧直抬腿训练需要推迟1个月进行或遵医嘱。

6 | 俯卧后抬腿训练

训练目的

强化腘绳肌力量，从后侧加固膝关节。

动作详解

俯卧于床上，向后抬腿，到脚尖离开床面5~10厘米的位置。如果想强化大腿后侧腘绳肌，可以使膝关节稍微弯曲30度，一直保持这样稍微弯腿的姿势抬起。如果想通过该训练同时强化臀部肌群，需要把腿在伸直状态下抬起，完成直腿后抬腿动作。

训练组次数

每天训练1~2次，每次训练2~3组，每组10~20次，组间休息30秒。

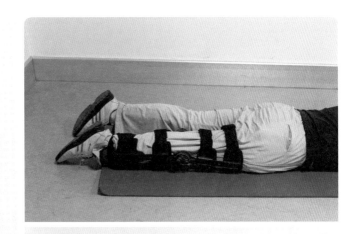

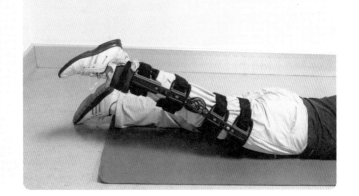

Tips

（1）采用腘绳肌肌腱（股薄肌、半腱肌肌腱）重建前交叉韧带患者，重建手术取的是腘绳肌肌腱，在进行后侧直抬腿时会产生疼痛感，有时也会产生肿胀、无力感。所以腘绳肌取腱者最好推迟5~7天进行俯卧后抬腿训练。

（2）抬腿距离不要太高，抬得太高腰部竖脊肌会参与发力，减弱对腘绳肌的训练，即弱化了对膝关节的加固作用。减少腰部发力的方法是腹部下垫软枕头，俯卧时使腰部成微弯状态，训练时腰部发力将减弱。

7 | 坐姿直抬腿训练

训练目的

　　此训练是"仰卧直抬腿训练"的加强版，对恢复股四头肌肌力和稳固膝关节的效果要好于仰卧直抬腿，但对患肢的肌力要求更高，若训练中出现不适感，请把训练改回仰卧直抬腿动作或遵医嘱。

动作详解

　　患者坐于床上，坐直上身，然后完成直抬腿动作。抬离床面15厘米或抬高15度，抬腿时呼气，放下腿时吸气。

训练组次数

　　每天2～3组，每组10～20次，组间休息30秒。

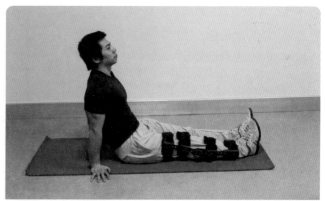

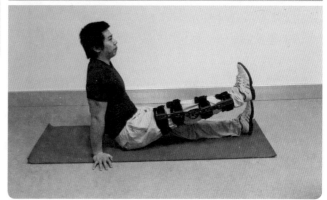

Tips

　　手术后3～4天，当力量有所提高时，可以根据自身情况把仰卧直抬腿训练改为坐姿直抬腿训练。

（三）膝关节伸直训练

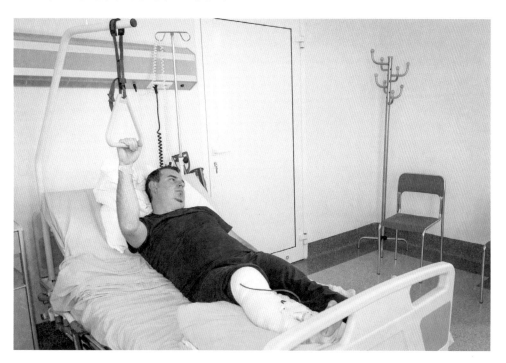

关于伸直训练的特别提示：

（1）伸直训练与下面将细述的屈曲训练要间隔尽可能长的时间，比如上午进行伸直训练，下午进行屈曲训练。这样可避免相互影响，同时减少关节炎症和肿痛的程度。

（2）伸直训练整个过程中，不要中途休息。因为挛缩组织刚被拉长，又马上放松，会促使其回缩变短，训练效果将大打折扣。同时还会因反复牵拉和放松，增加炎症和肿痛的机会。所以要坚持20～30分钟的连续伸直训练，通过调整训练负荷将训练彻底完成。

（3）在膝关节伸直训练过程中，需要大腿后侧肌肉或者膝关节后侧关节囊感到明显牵拉感，甚至有轻微疼痛感。不要收缩肌肉对抗这种感觉，要放松肌肉，去适应这种感觉。如果需要牵拉的肌肉收缩对抗拉伸过程，将减弱伸直训练的效果。

（4）伸直训练中使用的沙袋负荷，重量不宜过大。以负荷放于大腿时身体不至于因疼痛产生收缩肌肉对抗为标准。训练前5～10分钟以没有明显痛感为宜，中间的10分钟开始感到痛感并逐渐增加，持续到最后5～10分钟，需要一定毅力才能完成伸直训练为宜。

训 练 如 下

1 ｜ 垫高伸直训练

每天2次，每次20～30分钟。

2 ｜ 负重垫高伸直训练

手术前膝关节无法伸直者，可考虑负重垫高伸直训练，每天1次，每次20分钟。

（四）膝关节屈曲训练

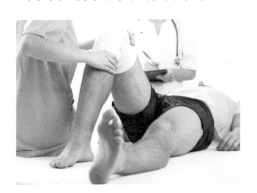

一般在手术后第3～7天，由医生或康复师根据手术和组织恢复情况决定进行第一次屈曲练习。本训练从医生允许开始进行的那一天起，每天进行1次训练，每次训练20～40分钟。训练后冰敷20分钟以避免肿胀和出血，同时也起到镇痛作用。

1.膝关节屈曲训练流程

（1）解除支具

（2）屈膝至目标角度

（3）保持10分钟

（4）佩戴支具

（5）冰敷20分钟

2.膝关节屈曲度概念

膝关节屈曲度也叫膝关节角，膝关节的角度测量，是大腿的延长线和小腿之间的夹角。

以下是2个膝关节角的图示。

图1所示：$\angle \alpha \approx 60°$，图2所示：$\angle \beta \approx 115°$。

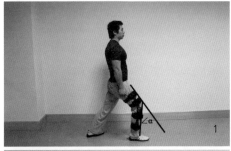

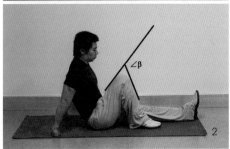

训 练 如 下

1 | 预备动作——
髌骨松动术

训练目的

髌骨俗称"膝盖骨",位于膝关节正前方,是近圆形"籽骨"。由于髌骨活动度在很大程度上决定膝关节屈伸角度,且髌骨不能自如活动,膝关节角度会受髌骨活动幅度的限制和影响。此时可在膝关节屈伸训练前进行髌骨松动术,能够有利于膝关节弯曲过程中髌骨的滑动,从而增加屈曲训练的效果,同时降低膝关节屈曲训练的疼痛感和危险性。

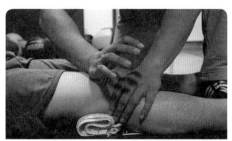

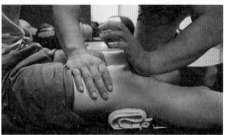

动作详解

用手掌推住髌骨边缘,分别向上、下、左、右四个方向缓慢用力推动髌骨,达到能推到的极限位置。每个方向推5~10次,推到最大活动幅度时保持3~5秒。

训练组次数

每次训练5~10分钟。

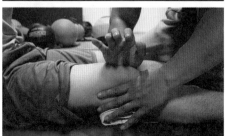

Tips

用手指推住髌骨边缘会造成皮肤肌肉或软组织疼痛,同时手指的发力不如手掌果好。

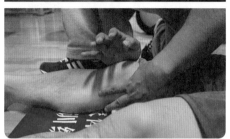

2 | 坐姿垂腿

训练目的

　　此方法适用于0～90度内的屈曲练习。因为有健肢在下面保护，适用于伤病或者手术后早期的屈曲角度练习，或作为今后介绍的更大角度弯曲训练之前的热身练习。

动作详解

　　卸下支具。坐于桌子或足够高的床边。健肢在患肢之下，用脚面向上勾住患肢脚踝后侧，即用健肢向上托住患肢。患肢肌肉完全放松，把整条腿重量放于健肢上。然后，缓慢下放两条腿，下放的过程中使用下面的健肢控制下放速度，下放越低，患肢膝关节屈曲角度相应越大。在感到明显疼痛后停住保持不动，待1～2分钟后组织适应后，疼痛就可能减少或者消失，此时进一步进行下放练习，直到患肢完全垂于床边为止。

训练组次数

　　1组，20～40分钟。

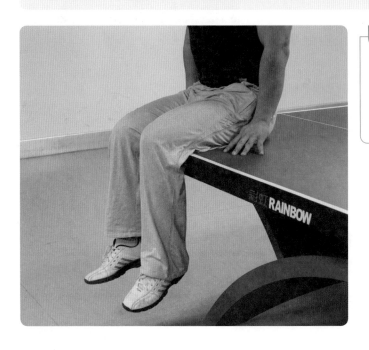

Tips

　　患肢必须完全放松。放松可以缓解疼痛，从而使屈曲训练更容易顺利进行下去。训练后需冰敷。

膝关节屈曲训练注意事项：

膝关节屈曲角度练习中的误区是过早过快完成屈曲进度。有些患者害怕关节粘连或着急恢复功能，会觉得越早练、越狠练，效果越好，觉得这样加快了康复的进程。

实际上，急于求成的训练有一定危害：

（1）术后早期组织的炎症通常较明显，过快、强度过大的练习会加重组织的细小损伤，加重炎症反应，反而不利于康复。

（2）过快的练习屈曲角度，有可能让正在生长过程中的韧带，受到过多过大的牵拉，造成韧带松弛。下决心做韧带重建手术就是要关节稳定，又把它拉松，手术的效果可能大打折扣。

所以一定要在手术医生的建议之下，听从康复医生和治疗师的建议，按照康复计划的进程来进行各项练习，尤其是被动屈曲角度的练习，才能够取得安全良好的效果。

同时患者又不能因害怕韧带松弛就不敢练习屈曲角度。康复计划中建议在8～10周内逐渐达到全范围屈曲，就是因为8～10周是新建韧带的生长阶段，这个阶段里要随着它的生长逐渐增加屈曲的角度，让新韧带的长度、张力和弹性适应受到的应力刺激。太快的练习只能让韧带的生长跟不上你的牵拉，韧带就会松弛。太少太慢的练习不但可能造成关节粘连，还会造成韧带受到的应力不足，长度、弹性不够，纤维改建效果不好、强度不够，增加再次受伤风险，或者在之后勉强追赶练习进度中造成更大损伤。

（五）术后1周内行走练习

这里的行走练习与前面的地面移动不同，上文的地面移动是利用好腿和双拐，在患肢不着地情况下的地面移动，而术后行走练习指的是患肢着地的行走练习。

动作详解：身体主要重量由双拐和健肢侧承受，患者可轻轻用患肢的脚底触及地面，但不要把身体重量压上去。由最轻的患肢负重开始，一点一点增加，直到可以把半个身子的重量压上去。训练时若出现疼痛感或关节不适，立即停止训练，将该训练内容向后推迟2～3天。在2～3周时间里，逐渐达到挂双拐患侧单腿可以完全负重站立的程度。

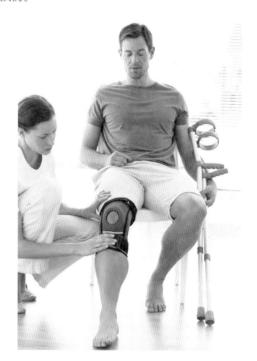

训练组次数： 每日2~3组，每组2次，每次5分钟。

Tips

有半月板缝合和关节软骨修复的患者，患肢触地要错后4~6周或遵医嘱。单纯的交叉韧带重建或半月板切除的患者可以于手术后第二天戴支具拄双拐，按照医生要求患肢适度触地。

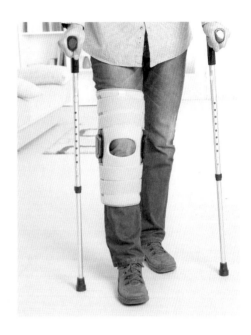

（六）术后1周内康复训练计划

训练原则：

（1）以下所有训练除膝关节屈曲训练外，其他所有训练要求必须佩戴支具进行。

（2）有半月板缝合术的患者，所有直抬腿动作可以向后延迟1周进行。

（3）请患者仔细阅读上文中每个训练动作的特别提示，确定好自己的具体伤情。按提示要求，适当推迟训练。

推迟要求如下：

① 仰卧直抬腿训练：采用髌腱重建前交叉韧带者，推迟2~3日进行。

② 侧卧内侧直抬腿：采用腘绳肌肌腱重建前交叉韧带患者，推迟5~7日进行；内侧副韧带有伤者，推迟1个月进行。

③ 侧卧外侧直抬腿：外侧副韧带有伤者，推迟1个月进行。

④ 俯卧后抬腿训练：采用腘绳肌肌腱重建前交叉韧带患者，推迟5~7日进行。

⑤ 坐姿直抬腿训练：采用髌腱重建前交叉韧带者，推迟5~7日进行。

（4）抬腿类功能性训练可以隔天进行，其他功能训练每天进行。

（5）屈曲训练单独进行，需要和其他训练至少间隔4小时以上。

（6）其他情况请遵医嘱。

所需工具：

膝关节术后支具、垫高用枕头、负重用沙袋、医用冰袋、双拐。

训练计划：

1. "功能性康复训练＋伸直训练"计划

训练动作	训练组数	每组要求
仰卧直抬腿训练 （或坐姿直抬腿训练——术后4天后进行）	2～4组	10～30次
侧卧内侧直抬腿训练（术后3～4天后进行）	2～4组	10～20次
侧卧外侧直抬腿训练（术后3～4天后进行）	2～4组	10～20次
俯卧后抬腿训练（术后3～4天后进行）	2～4组	10～20次
股四头肌等长收缩训练	组数不限	每天500～1000次
腘绳肌等长收缩训练	组数不限	每天500～1000次
踝泵训练	组数不限	每天500～1000次
垫高伸直训练 （或负重垫高训练）	每天2组（两组分开，中间间隔至少4小时）	20～30分钟

2. 腿部屈曲训练计划

屈曲训练内容	训练时间
髌骨松动术	5～10分钟
坐姿垂腿	20～40分钟
冰敷	20分钟

注：术后4～7天后进行，与其他训练至少间隔4小时。

3. 拄双拐行走训练（患肢不着地）

每日2～3组，每组2次，每次5分钟。

4. 拄双拐患肢着地行走训练

每日2～3组，每组2次，每次5分钟。

（七）术后1周内饮食与营养

手术后经过24小时，可以吃些肉禽蛋奶等蛋白质类食物。尤其在第一次成功大便后，饮食要恢复正常，并且要注意营养的额外补充。

1. 术后第1周宜食食物

由于单腿抬高动作下进行大便，肛门括约肌发力不利，所以仍然要多食水果、蔬菜、粗粮等高纤维性食物，多饮水。苹果、蜂蜜等润肠通便食物可以加入食谱中。术后第二天开始，适度进食肉禽蛋奶及豆制品等高蛋白食物，补充机体蛋白质，有利于伤口恢复。

多吃菜花、西红柿、绿叶青菜、胡萝卜等富含维生素C的蔬菜，以促进伤口生长和愈合。

食欲不佳的患者可加服助消化药物，如酵母片。

患者可以适度补充钙、锌、铁、锰等矿物质。这几种矿物质，有的参与组成人体代谢活动中的酶，有的是合成骨胶原和肌红蛋白的原料。动物肝脏、海产品、黄豆、葵花子、蘑菇中含锌较多，动物肝脏、鸡蛋、豆类、绿叶蔬菜、小麦中含铁较多，麦片、芥菜、蛋黄、乳酪中含锰较多。

促进伤口愈合的两种营养素：

（1）B族维生素：参与蛋白质和糖类的代谢，缓解患者紧张的情绪。

（2）β-胡萝卜素：促进骨骼细胞的增殖和发育。

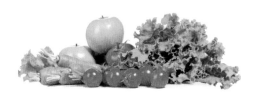

三餐宜食食材列表：

早餐	鸡蛋、牛奶、豆浆、面包、麦片、八宝粥、绿叶蔬菜等
午餐和晚餐	瘦肉、豆制品、鱼（清蒸、清炖）、炖鸡、排骨、绿叶蔬菜、胡萝卜、菜花、黑木耳等
零食	核桃、葵花子、山楂、红枣等

2. 术后第1周不宜食食物

（1）少食辛辣（辣椒、芥末、胡椒等）、煎炒、油炸等刺激食物及烈酒等。山芋、红薯、糯米等易胀气的食物也不宜食用。

（2）不宜吃杏仁。杏仁中含有大量草酸，草酸在人体内遇到钙时，产生一种不易溶解的盐类物质——草酸钙。这种物质不但阻止食物中的钙被吸收和利用，而且还使骨骼中的钙发生溶解，影响患者钙质吸收。

（3）忌喝碳酸饮料。

4 Chapter 膝关节手术后
第2~4周康复训练

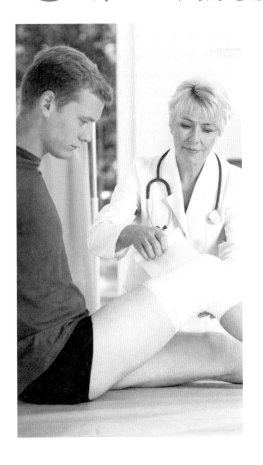

此阶段的训练可以使一些肌肉力量变强或康复训练到位的患者提前脱拐（但仍要佩戴支具），也是膝关节屈曲训练的关键时期，该阶段对整个膝关节康复起到承上启下作用。第1周大部分患者会按照训练计划进行康复训练，而从第2周起，很多患者会放松训练，训练时间、训练内容、训练次数都可能减少，甚至有患者干脆忽略一些训练。可以讲，膝关节的康复，三分靠手术，七分靠康复训练，决定今后腿部功能能否恢复到原有状态，康复训练起着关键作用，后期的一些力量和功能性训练甚至能使患者的某些腿部功能超过负伤前的状态。

从第2周起，患者要更关注自己的训练，以求更圆满的康复效果。手术后第2~4周的一些力量训练和功能训练，是建立在膝关节伸直能力和屈曲角度基础上的，所以本康复训练部分最先介绍膝关节伸直训练和屈曲训练。

一、术后生活

1. 拆线

一般手术后第2周进行拆线，拆线后72小时内仍不能洗澡，伤口仍需用纱布包扎。拆线72小时后，纱布解除，此时没有了纱布的束缚，膝关节屈曲训练将进一步加深。

2. 行走训练

训练目的：

通过功能训练和肌肉训练使患肢单腿站立超过1分钟，可以尝试脱拐走路；但不要脱下支具，同时要选择周围有墙之类固定辅助物的环境，在发生"打软腿"时立刻扶住。

训练组次数：

每日2 ~ 3组，每组2次，每次5分钟。

特别提示：

不能用行走训练代替功能训练、力量训练、伸直训练及屈曲训练。觉得不能走路就要练习走路是错误的观念。走路是下肢复杂的功能，要让足够的肌力、关节强度与稳定度、关节活动度、本体感觉等诸多能力得到全面恢复，同时关节疼痛和肿胀也要得到一定缓解后才能完成行走动作。力量训练用于恢复肌力，强大的腿部肌力可以支持人体站立和行走；关节伸直训练和屈曲训练可以增加关节活动度；功能训练可以增加关节强度、稳定度及本体感觉。当与行走相关的各种机能都得到恢复后，行走是件自然而然的事。

手术后的初期，如果过早脱拐行走，会增加膝关节的肿胀和积液机会，既会影响功能恢复，又会阻碍组织愈合。在肌力、关节稳定度、关节活动度和本体感觉尚未恢复前，走路的姿势通常不正确，看上去是"一瘸一拐"地走路。这种不正确的行走姿势如果练习过多，错误动作的动力定型就会巩固，长此以往，患者可能造成瘸腿走路的错误步态。

本书作者膝关节手术后第3周脱拐，佩戴支具行走；第4周脱掉支具进行行走训练。这和作者良好的肌肉力量以及术前训练有关。大家要根据自身特点，尝试患肢触地行走，要体会自身的感觉。由拄双拐尝试患肢触地开始，逐步尝试增加患肢负重。不敢下地负重反而可能造成软骨退变、关节控制能力和本体感觉下降以及骨质脱钙，同样影响膝关节最终的康复。

二、膝关节伸直训练

伸直训练一般在手术后的1个月内进行，可以把未受伤的腿作为训练目标，使患肢达到未受伤的腿的伸直度即可。

训练中要注意伸拉伸膝的拮抗肌——腘绳肌，这样可以增加拮抗肌的延展性和弹性，能够帮助提高膝关节伸直的灵活性。

1 | 仰卧垫高伸直训练（负重仰卧伸直训练）

每天2次，每次20分钟，与屈曲训练至少间隔4小时。

2 | 俯卧重物悬吊伸膝

训练目的

　　利用重物的重力作用使膝关节进一步伸直，主要针对手术前膝关节就无法伸直的患者，通过重物的外力作用可以起到更好的伸直膝关节效果。此方法适用于手术后中后期的患者，以及膝关节伸直角度受限明显的患者。

▼ **动作详解**

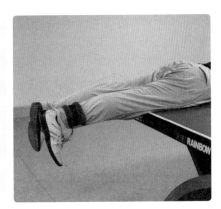

　　俯卧于床上。膝关节以下的小腿和脚悬空于床边之外。腿部肌肉放松，靠腿的重量自然下垂达到完全伸直。可在踝关节处加上沙袋之类的重物，以增大训练强度，增加伸直效果。

训练组次数

　　保持俯卧重物悬吊伸膝姿势20～30分钟。

3 | 坐位体前屈

训练目的

　　本训练也叫做坐位俯身腘绳肌牵拉伸膝训练，主要是通过伸拉伸膝动作的拮抗剂——腘绳肌，以达到改善膝关节角度，进一步伸直膝关节的目的。由于该训练动作会加重腰椎压力，所以不适合腰椎有问题的患者，尤其是腰椎间盘突出症者。

▼ **动作详解**

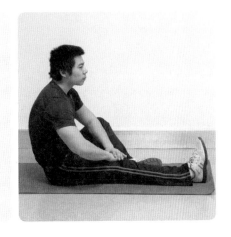

　　坐于床上，健肢屈曲，将患肢伸直，腿部后侧紧贴床面，脚尖朝上。身体慢慢向前屈，使患肢膝关节后侧产生拉伸感，达到最大体前屈程度，尽量用手去触碰脚尖，保持1～2分钟。然后缓慢直起身，进行下一次。

训练组次数

　　每天训练1～2次，每次10～15分钟。

4 | 迷你箭步蹲腘绳肌牵拉伸膝

训练目的

牵拉膝关节后侧关节囊、腘绳肌、小腿三头肌，使患肢膝关节适应站立位伸直时的受力状态，从而为正常行走创造条件。主要针对膝关节伸膝受限，同时腘绳肌和小腿肌肉都有明显挛缩的患者。

动作详解

患肢向后面做出弓步姿势，健肢稍稍屈膝，同时身体重心向前，后腿用力伸直牵拉。可感觉到大腿后侧有明显的拉伸感表明动作正确，然后保持这一姿势或轻微颤动，1~2分钟后使组织适应，牵拉感逐渐降低或者消失后，再继续向下牵拉。

训练组次数

每次训练10~15分钟。

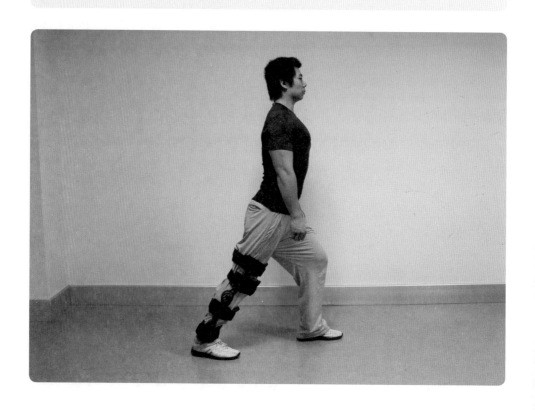

5 | 压腿腘绳肌牵拉伸膝

训练目的

　　站立状态下训练膝关节的伸直，继续加强膝关节伸直度，使膝关节适应全天候伸直。本训练动作适合可以轻松完成前4种伸拉训练，同时单腿支持力足够强大者。

动作详解

　　站于某固定物前，固定物要求与腰同高或略高于腰部。把患肢放于固定物上，使小腿后侧或脚踝触及固定物以支撑腿部。伸直膝盖，脚尖向上，支撑腿尽量脚尖朝前。身体前屈，利用身体重力和腹肌收缩力量慢慢向腿部施压，尽量用手去触碰脚尖，可以感觉到膝关节、大腿后侧、臀部、小腿后侧都有拉伸感，以膝关节不产生疼痛或不适感为准，保持静立伸拉，1~2分钟后使组织适应，牵拉感逐渐降低或者消失后，再继续向下牵拉。刚开始练习者，可双手扶住固定物以保持身体平衡或搭档帮助维持身体平衡。

训练组次数

　　每次训练10~15分钟，每天训练1~2次。

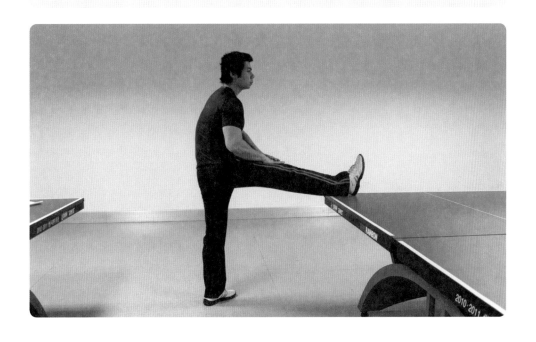

三、膝关节屈曲训练

此阶段的关节屈曲训练十分重要，过晚的屈曲训练会增加膝关节粘连的风险，粘连的膝关节很难达到其正常的屈曲度，从而对患者正常生活造成诸多不便。

在生活中，人体要完成必要的走动、跑动、上下楼、下蹲等动作。这些动作都需要一定的膝关节自由屈曲度来支持。

人体在一般行走时需要膝关节屈曲约60度，上下楼时需要膝关节屈曲约90度，下蹲时需要更大的屈曲度，一般需要达到大于150度，甚至达到下蹲后臀部可以碰到脚踝，大小腿后侧完全触碰的全屈曲度。比如人下蹲后捡起掉在地上的小物品，膝关节屈曲度通常要接近全屈曲度。

术后时间与屈曲角度设定：

术后2周要求被动屈曲角度100度左右。

之后的术后3周是110度左右，术后4周为120度左右。如此循序渐进才是膝关节屈曲角度的练习方法。

支具的调节：

膝关节手术后，采用活动支具固定，术后2周要调整夹板到0～70度的范围里可以屈伸。之后的每3～5天加大一次角度，在术后满4周的时候调节到0～110度或0～120度的范围。如果调整之后，在行走和负重时感觉关节不稳，说明肌力不足，还不能控制如此大的角度，就要减少回调整前的角度，同时加强肌肉力量训练，等待肌力和关节控制能力提高之后再重新加大支具角度。

1 | 预备动作—— 髌骨松动术

每次屈曲训练前进行，练习5～10分钟。

2 | 坐姿垂腿

10～20分钟，训练后冰敷20分钟。

3 | 坐姿顶墙

适用范围

术后1周，适用于90～100度范围内的屈曲练习，而且非常安全，只要避免自己突然发力猛劲往前顶，角度不会变化过大，基本没有训练危险性。

▶ **动作详解**

把椅子正对着墙壁放好。人坐在椅子上，患肢的脚尖顶住墙壁或其他固定物来防止滑动。身体坐稳坐正之后，缓慢向前移动身体，随着身体的前移，屈膝角度也就同时增大了。可以通过膝关节距离墙壁的远近来间接测量膝关节的屈曲角度。在椅子的高度不变的前提之下，膝关节和墙之间的距离越小，屈曲的角度就越大。

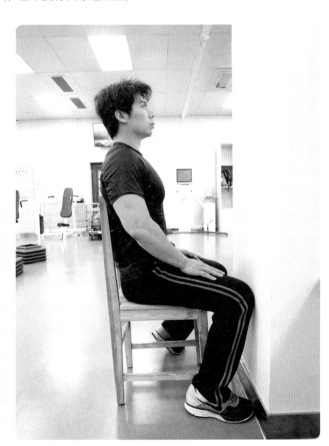

若椅子较矮，膝关节顶到墙壁时，也可达到110度左右。

Tips

（1）椅子要牢固，避免椅子翻覆或损坏造成二次伤害。

（2）身体要坐正，不能因为疼痛歪身子或者抬起臀部，否则对增大膝关节角度不利，同时会把顶墙的压力传递给腰椎一侧，造成腰椎的不适。

（3）胫骨平台骨折、半月板缝合之类不能负重的患肢，不能使用此方法练习屈曲角度。

4 | 仰卧垂腿

适用范围

适用于100~120度的屈曲范围，有些屈曲角度比较灵活者，也能靠此方法练习到130度左右。

普通版

动作详解

仰卧于床上，双手抱住大腿的膝关节后侧，让大腿垂直于床面。可由别人托住患肢踝关节进行保护，也可自己将健侧足背抬起并托住患肢脚跟进行保护。在保护下完全放松大腿的肌肉，让小腿在重力的作用自然下垂，逐渐增大膝关节屈曲的角度。在感到明显痛感后保持不动，用1~2分钟时间等待组织适应，待疼痛降低或消失后，再继续增大角度。

加强版：负重仰卧垂腿

动作详解

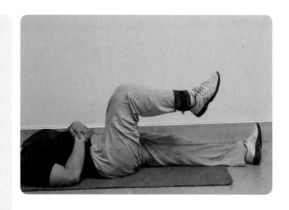

若膝关节发生粘连，或腿部自身重量不能增大角度。可以在踝关节或胫骨末端处加上负荷（如沙袋），进行负重仰卧垂腿。负荷不能太重，否则肌肉不能放松，也容易增加发生危险的几率。

要通过尝试找到适合自己的负重配重。最好在负重仰卧垂腿前进行3~5分钟小腿自然放松下垂的热身动作。之后的3~5分钟进行小负荷负重，让膝关节产生轻微疼痛。最后的3~5分钟疼痛程度达到需要坚持忍耐。整个过程以勉强坚持到10~15分钟为宜。

Tips

（1）固定大腿，使大腿垂直床面，不要移动。
（2）放松肌肉，避免伸膝对抗疼痛。
（3）掌握负荷增减量。

5 | 床面滑行屈腿

适用范围

适用于90~135度的屈曲范围。

（1）被动床面滑行屈腿

▶ **动作详解**

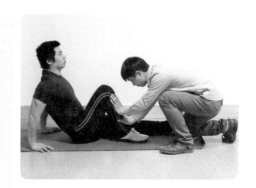

仰卧或坐于床面，由康复师或搭档完成被动屈腿。即搭档双手抓住患肢胫骨端向患者臀部方向直推以迫使患肢膝关节屈曲，要求患肢的脚掌始终紧贴床面，患肢的脚后跟始终朝向同侧臀部中点以保证屈腿行程为直线。搭档发力要缓和持续，不要突然发力或发力速度过快从而造成损伤。患者在感到明显痛感后示意搭档保持不动，用1~2分钟时间等待组织适应，待疼痛降低或消失后，再继续增大角度。

（2）主动床面滑行屈腿

▶ **动作详解**

如果训练后膝关节无明显疼痛感，可以训练后再加3~5分钟主动屈腿训练。即被动屈曲之后不马上冰敷，而是在床上脚不离开床面，自己用力（不要用手和别人帮忙）尽量弯曲膝关节，再缓慢地伸直。这个练习是提高关节主动屈伸的控制能力，学会收缩相应的肌肉，所以不要追求角度的大小，只要缓慢用力地活动起来就可以。

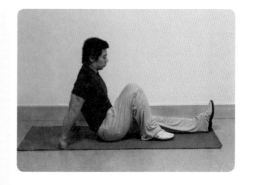

Tips

合并半月板缝合者，在这个时间段不能主动屈伸。

6 | 坐姿抱腿

适用范围

此方法适用于110～130度的屈曲范围，有些屈曲角度比较灵活者，用此方法可以练习到130～140度。

普通版

动作详解

坐于床上，先主动弯曲膝关节到最大角度。之后双手抱住自己的脚踝，用力向身体这边拉，让脚跟缓慢逐渐地接近臀部，来增大膝关节屈曲的角度。在感到明显的疼痛之后停下来保持不动，1～2分钟后组织适应了，疼痛就可能减少或者消失，这时候再往更大角度抱腿。

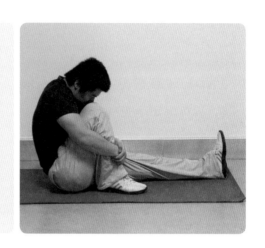

加强版：搭档保护下的抱腿训练

动作详解

进行抱腿训练时，当腿部屈曲到一定角度后会发生强烈疼痛，而人在疼痛时发力能力受到抑制，此时患者无法手臂发全力完成抱腿动作。如果此时搭档伸手帮忙，则可以进一步增大屈曲角度。搭档在患者抱腿到极限位置时，可轻轻加一把力推动患肢胫骨以使膝关节角度进一步增大。但注意搭档用力不要过猛，当患者表示无法忍受时，搭档应停止发力或手停在某个位置，不要继续用力。

升级版：搭档抱腿训练

当疼痛使患者无法完成抱腿的发力时，此时搭档的抱腿屈曲训练将产生更好的训练效果，可使膝关节角度达到150度甚至更大。一般来说，康复师或搭档所做的被动屈曲训练要明显好于自己用力的训练，原因有三点。

（1）进行抱腿训练时，当腿部屈曲到一定角度后会发生强烈疼痛，而人在疼痛时发力能力受到抑制，此时患者无法手臂发全力完成抱腿动作。

（2）由于自身的力学结构，自己双臂对自己一条腿的发力无法达到"全力"的程度。

（3）屈曲时容易发生位置偏移，比如膝关节屈曲时同时产生内旋或外旋动作，使动作难以产生直线屈曲，而搭档在做康复训练时可以随时调整小腿运动轨迹，使膝关节完全处于纯屈曲状态。

（4）当屈曲达到一定程度后，患肢的臀部会有抬起的趋势，甚至患肢的腰椎会有压迫感。搭档可以利用技巧控制臀部的抬起，减少腰部的压迫感。

动作详解

患者平躺于床上，患肢脚掌紧贴床面向患肢臀部中点滑动，当达到主动屈曲最大极限时，搭档侧倒于患者腹部，伸双手抱住患肢胫骨，双手同时发力向后拉，在拉动的过程中注意控制膝关节活动范围，不要使膝关节发生不必要的内旋或外旋。当患者感到明显疼痛而难以忍受时，要告知搭档停下来保持不动，1~2分钟后组织产生适应，疼痛就可能减少或者消失，这时候再往更大角度进行。

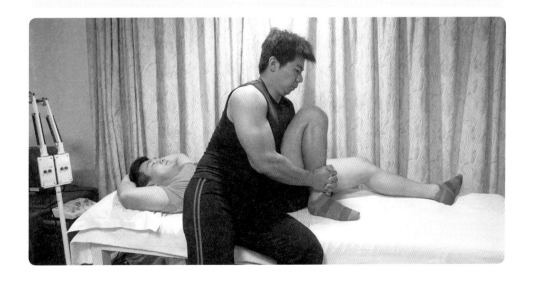

7 | 仰卧被动压腿

适用范围

适用于120~150度的屈曲范围。

动作详解

当患者膝关节角达到120度以上，也可以采用仰卧被动压腿的方法。即患者仰卧于床上，以仰卧垂腿作为热身，热身后可进行负重仰卧垂腿；然后双手抱住患肢胫骨上端向下拉，使患肢大腿紧贴于胸前，患肢小腿尽可能折叠，小腿肚贴近大腿后侧。当患者抱腿的发力程度达到膝关节屈曲极限后，搭档用双手按住患肢胫骨继续增大膝关节角。当患者感到明显疼痛而难以忍受时，要告知搭档停下来保持不动，1~2分钟后组织产生适应，疼痛可能减少或者消失，这时候再进一步增大角度。

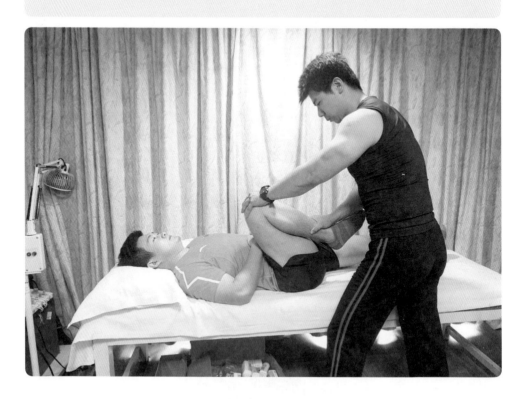

8 | 俯卧被动屈腿

适用范围

　　该方法适用于120~135度的屈曲范围，对于腿部柔韧性较好者，也可达到140~150度，甚至达到脚后跟挨到臀部，达到全范围屈曲角度。

训练目的

　　训练时会感到大腿前侧肌肉（股四头肌）有明显的牵拉感，这有利于增加屈膝拮抗肌的延展性和弹性，能够帮助提高膝关节屈曲灵活性。

动作详解

　　俯卧于床上，患肢先伸直，再主动用力弯曲，屈曲到最大角度（如果角度还没有达到能够抓到自己脚踝的程度，可以用非弹性带子或者毛巾裤子套于脚踝处，方便向更大角度牵拉）。而后由搭档握住患侧脚踝，向臀部方向拉近，从而增大膝关节屈曲角度。在感到明显的疼痛之后告知搭档停下来保持不动，1~2分钟后组织产生适应，疼痛就可能减少或者消失，此时再继续增大伸拉角度。

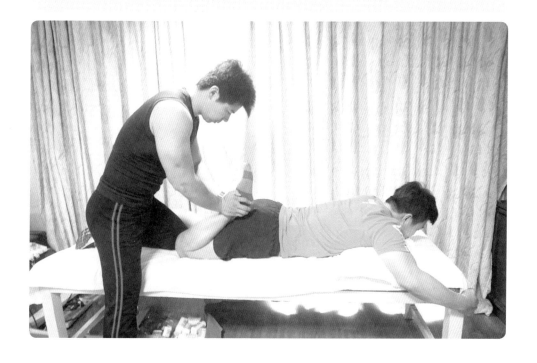

四、功能恢复与力量恢复

第2～4周训练阶段，很多训练既可达到肌肉训练目的，又可达到功能性训练目的，所以本阶段仍然将功能训练和肌肉训练放在一起。

1 | 踝泵训练

每天500～1000次。

2 | 股四头肌等长收缩训练

每天至少500～1000次。

3 | 加强版：站立股四头肌收缩

训练目的

把患肢站立训练与股四头肌等长收缩训练相结合的训练，既对患肢站立起到训练作用，又对股四头肌的肌力恢复起到强化作用。恢复状况好者，用此动作可以替代股四头肌等长收缩训练。但胫骨平台软骨有伤和半月板缝合术者在术后第2～4周内不宜进行此训练或遵医嘱。

▌ **动作详解**

卸下支具，两腿靠墙站立，好腿为主支撑腿，患肢根据训练者的承受能力适度触地。将毛巾折叠3～4次，放于患肢膝关节后侧腘窝处，然后患肢股四头肌用力收缩，使患肢膝关节绷直并压迫毛巾。保持3～5秒，然后患肢股四头肌稍加放松再做第二次。

训练组次数

每天做50～100次。

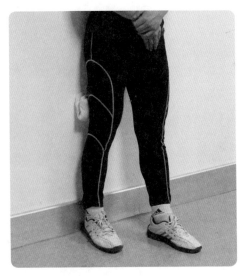

4 | 腘绳肌等长收缩训练

每天500～1000次。

5 | 负重仰卧或坐姿直抬腿训练

动作详解

　　在力量增强之后，对于力量素质好的患者，在术后第2周就可以在踝关节处绑沙袋，进行股四头肌的进一步强化训练。

训练组次数

　　每天1次，每次3～4组，每组12～20次，组间休息30秒。

6 | 侧卧直抬腿训练

动作详解

　　在力量增强之后，对于力量素质好的患者，在术后第2周就可以在踝关节处绑沙袋，进行股四头肌的进一步强化训练。

训练组次数

　　每天1次，每次3～4组，每组12～20次，组间休息30秒。

7 | 俯卧后抬腿训练

动作详解

　　力量素质好，且无明显痛感者，第2周开始也可以进行负重训练。

训练组次数

　　每天1次（也可以隔天做），每次2～4组，每组10～20次，组间休息30秒。

8 | 坐姿毛巾挤压训练

训练目的

训练大腿内收肌群，增加膝关节稳固度。

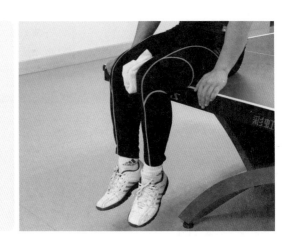

训练方法

患者卸下支具，坐于床沿，两腿自然下垂，将毛巾折叠3~4次，夹于两膝盖之间，两膝向内挤压毛巾5秒，放松。

训练组次数

每次训练5~10分钟，可每天做也可隔天做。

9 | 墙上滑动训练

训练目的

本训练在术后第4周开始进行，其目的在于提高膝关节屈伸能力，为行走时的反复屈伸膝关节动作奠定基础。

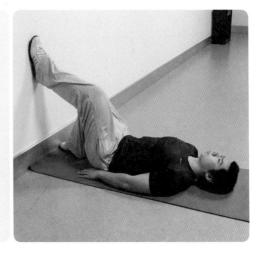

动作详解

仰卧床上，腿抬到45度，脚面抵住墙面，向下慢速滑动，直到大腿与小腿的夹角接近90度；然后缓慢伸腿，使膝关节逐渐伸直，再继续下一次动作。滑动的速度始终保持慢速。

训练组次数

每次训练5~10分钟，可每天做也可隔天做。

10 | 助力提踵训练

训练目的

提高小腿三头肌力量，为脱拐行走创造条件；同时使膝关节适应提踵状态下变化的受力，从而对膝关节稳固度的提高也有一定作用。在患肢可以触地，并能承担一定身体重量后才可进行该训练项目。

动作详解

双手扶住床面或其他固定物，两脚脚底平触地面，然后缓慢踮起脚尖，使脚跟尽量向上，感到小腿肚有紧张感保持3～5秒，然后缓慢放下。提踵时呼气，下放时吸气。好腿可以起主要支撑作用，让患肢逐渐适应提踵产生的受力，循序渐进让患肢可以承担和好腿一样的负荷。患肢膝关节可能会有些痛，只要疼痛尚在可忍受范围内，即可完成此训练。

训练组次数

每周训练2～3次（隔天进行），每次训练3～4组，每组12～20次。

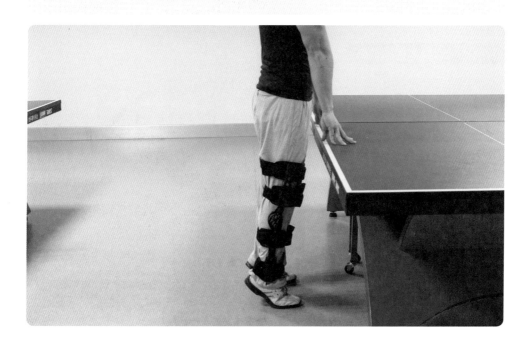

11 | 双腿起桥训练

训练目的

增加臀部肌群力量，提高膝关节在屈曲位的受力能力。"起桥上抬腿训练"可以在提高臀部肌群力量同时，进一步强化股四头肌（尤其是股直肌）的力量。该训练在拆线后进行，适合于膝关节屈曲角度大于120度者。一般在手术后第3～4周以后进行。

普通版

▶ 动作详解

仰卧于床上，双脚平放于床面。收缩臀部，使臀部抬离床面，用脚底和肩部支撑身体，保持这一姿势5秒，再缓慢放下臀部。抬起臀部时呼气，下放臀部时吸气。

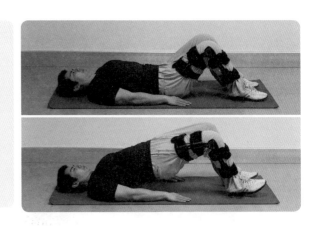

加强版：起桥上抬腿训练

▶ 动作详解

进行单腿起桥，另一条腿伸膝并举腿。

训练组次数

每周训练2～3次，每次训练3～4组，每组12～30次。

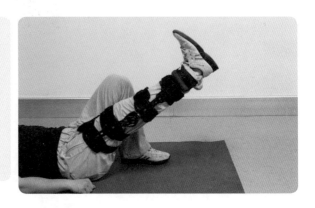

12 | 迷你靠墙蹲

适合人群

从术后第3~4周开始（进行半月板缝合和胫骨平台软骨修复者需要错后2周时间），首先训练者要能脱拐双脚站立，同时训练者需要佩戴支具，将支具调节到30度以上。根据支具的角度进行相应的靠墙蹲。

训练目的

本训练可提高训练者的大腿股四头肌和腘绳肌肌力，综合提高腿部支撑力及膝关节稳固度，为脱拐后的长期站立和行走提供条件。

动作详解

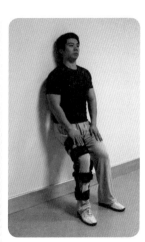

患肢佩戴好支具，第一次训练将支具调节到30度，然后可根据训练情况每隔5~7天增加一次支具度数进行训练。训练要选择摩擦力大的地面以免由于地面打滑造成危险。

训练者背对墙壁30~50厘米站立，站距与肩同宽或略宽于肩，后背紧贴墙壁。慢慢下蹲，膝盖始终在脚尖后侧，使支具达到预设的角度，保持这一个姿势。如果下蹲后的姿势保持到力竭，即为"靠墙迷你静蹲"。

如果保持下蹲后姿势3~5秒再站起，反复重复动作，即为"迷你靠墙蹲"。迷你靠墙蹲，站立的时候呼气，下蹲的时候吸气。

训练组次数

"靠墙迷你静蹲"和"迷你靠墙蹲"可根据自身情况任选其一，不必都做；也可把"迷你靠墙蹲"作为"靠墙迷你静蹲"的升级版，待"靠墙迷你静蹲"达到每次可坚持5分钟后再进行"迷你靠墙蹲"。

靠墙迷你静蹲： 每周训练2~3次，两次训练间间隔48小时，每次训练1~3组，每组做至力竭，组间休息90秒。

迷你靠墙蹲： 每周训练1~2次，两次训练间间隔72小时，每次训练2~3组，每组15~30次，组间休息90秒。

13 | 30度角迷你箭步蹲

适合人群

从术后第4~5周开始（进行半月板缝合和胫骨平台软骨修复者需要错后2周时间），首先训练者要能脱拐双脚站立并能简单脱拐行走，同时训练者需要佩戴支具，将支具调节到30度以上。根据支具的角度进行相应的箭步蹲。

训练目的

本训练可提高训练者的大腿股四头肌、腘绳肌和臀大肌肌力，综合提高腿部支撑力及膝关节稳固度，为脱拐后行走打下基础，尤其对于大步行走，其训练效果更佳，并且对上下楼梯的辅助训练效果明显。

动作详解

患肢佩戴好支具，第一次训练将支具调节到30度，然后可根据训练情况每隔5~7天增加一次支具度数进行训练。训练要选择摩擦力大的地面以免地面打滑造成危险。

训练者站立，站距与肩同宽或略宽于肩。向前迈开一小步，并自然下蹲，完成迷你箭步蹲。前腿膝盖不超过脚尖，保持下蹲姿势1~3秒；然后后腿跟步回归站立体位，再用另一只腿向前迈步，完成下一次动作。两腿交替进行。站起身时呼气，下蹲时吸气。

训练组次数

每周训练2~3次，两次训练间隔48小时以上，每次训练2~4组，每组16~30次，组间休息90秒。

Tips

进行该训练时，如膝关节有痛感者禁用此训练，第一次训练时需在康复师或他人保护下进行。

为了训练者的安全，支具角度最大调到90度。即产生4个迷你箭步蹲档位，30度、40度（或45度）、70度和90度。

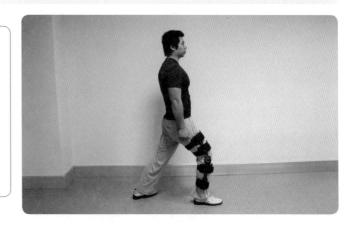

14 单腿站立摆腿

适合人群

从术后第3～4周开始（进行半月板缝合和胫骨平台软骨修复者需要错后2周时间），首先患者要能脱拐双脚站立，同时训练者需要佩戴支具，将支具调节到0度。

训练目的

当患肢作为摆动腿时，训练患肢膝关节伸直位各方向摆动能力；当患肢作为支撑腿时，训练患肢在另一条腿不断运动过程中的支撑能力。

▶ 动作详解

预备动作：患肢佩戴好支具，将支具调节到0度，训练要选择摩擦力大的地面以免由于地面打滑造成危险。训练者需要向前手扶固定物以保持身体平衡。训练者站立，用手抓牢固定物。

（1）单腿站立前摆

训练者从侧方抓牢固定物，健肢作为支撑腿，患肢膝关节伸直并向上绷脚尖，然后前摆患肢，髋关节上摆角度小于45度，上摆时呼气，下放腿时吸气。然后换患肢作为支撑腿，此时要手抓牢固定物帮助身体维持平衡，若患肢在健肢摆动时出现疼痛，需停止训练。

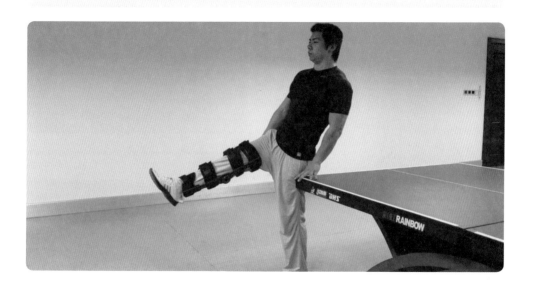

（2）单腿站立外侧摆

训练者从前方抓牢固定物，健肢作为支撑腿，患肢膝关节伸直，然后向外摆动患肢，髋关节上摆角度小于60度，上摆时呼气，下放腿时吸气。然后换患肢作为支撑腿，此时要手抓牢固定物帮助身体维持平衡，若患肢在摆动时出现疼痛，需停止训练。

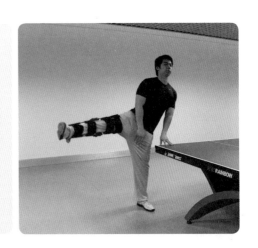

（3）单腿站立内侧摆

训练者从前方抓牢固定物，健肢作为支撑腿，患肢膝关节伸直，然后向内侧摆动患肢，经支撑腿前方向内摆动几次，再经支撑腿后方向内摆动同样次数，髋关节内摆角度小于40度，上摆时呼气，下放腿时吸气。然后换患肢作为支撑腿，此时要手抓牢固定物帮助身体维持平衡，若患肢在健肢摆动时出现疼痛，需停止训练。

（4）单腿站立后摆

训练者从前方抓牢固定物，健肢作为支撑腿，患肢膝关节伸直，然后向后摆动患肢，髋关节后摆角度小于60度，后摆时呼气，下放腿时吸气。然后换患肢作为支撑腿，此时要手抓牢固定物帮助身体维持平衡，若患肢在健肢摆动时出现疼痛，需停止训练。

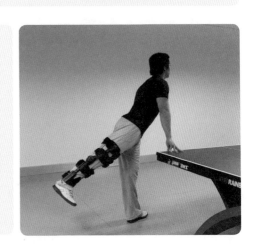

▶ 训练组次数

每周训练1～2次，两次训练间隔72小时，每次训练2～3组，每组每个方向的摆腿各10～30次，组间休息90秒。

Tips

进行该训练，膝关节有明显痛感者，需要把该训练推迟2～4周。

五、膝关节手术后第2~4周康复训练计划

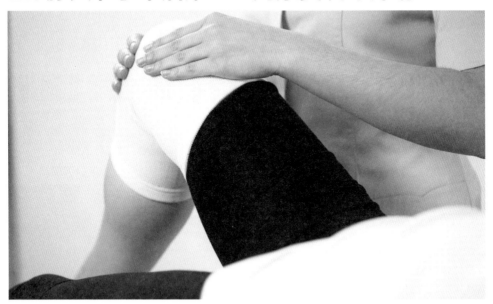

本阶段术后训练包括膝关节伸直训练、膝关节屈曲训练、功能与肌肉训练三大部分。本阶段屈曲训练必须和其他两种训练分开，之间至少间隔4小时。伸直训练可以放在功能与肌肉训练之后直接进行。

每天伸直训练2次，每次20分钟；功能与肌肉训练1次，40分钟左右；屈曲训练1次，每次20~40分钟。

每天建议训练次序为：伸直训练1→功能与肌肉训练→伸直训练2→屈曲训练。

1. 伸直训练计划

仰卧垫高伸直训练、俯卧重物悬吊伸膝、坐位体前屈、迷你箭步蹲腘绳肌牵拉伸膝、压腿腘绳肌牵拉伸膝这5个训练项目按难度逐次提高，训练者需根据自己的实际情况，选一项自己适合的训练，经过一段时间的训练，再逐渐升级。

其中前两个训练为最基础的膝关节伸直训练，可以在20分钟内完全不换动作；后面三个训练动作只作为基础伸直训练的补充与提升，训练时每个训练动作不超过5分钟。以下给出两种膝关节伸直训练方案，患者可根据自身康复情况及个人偏好自行选取。

膝关节伸直训练方案A：单纯静力伸直训练

（1）仰卧垫高伸直训练，20分钟。

（2）俯卧重物悬吊伸膝，20分钟。

（3）仰卧垫高伸直训练+俯卧重物悬吊伸膝，各10分钟，动作顺序可以调换。

膝关节伸直训练方案B："静力伸直训练+提升伸直训练"

步骤一：从仰卧垫高伸直训练和俯卧重物悬吊伸膝中任选一个，训练时间为15~17分钟。

步骤二：根据自身恢复情况，从坐位体前屈、迷你箭步蹲腘绳肌牵拉伸膝、压腿腘绳肌牵拉伸膝中任选一个，训练时间为3~5分钟。

2. 膝关节屈曲训练计划

本阶段膝关节屈曲训练相关训练项目很多，其按膝关节屈曲角度适用范围划分如下：

动作序号	屈曲训练动作	适用范围
预备动作	髌骨松动术	—
动作1	坐姿垂腿	90度
动作2	坐姿顶墙	90~100度
动作3	（1）仰卧垂腿	100~120度
	（2）加强版：负重仰卧垂腿	
动作4	（1）被动床面滑行屈腿	120~135度
	（2）主动床面滑行屈腿	90~120度
动作5	（1）坐姿抱腿	110~130度
	（2）加强版：搭档保护下的抱腿训练	130~140度
	（3）升级版：搭档抱腿训练	130~140度
动作6	仰卧被动压腿	120~150度
动作7	俯卧被动屈腿	120~135度，柔韧性基础好者，可达150度

本阶段膝关节屈曲训练分四大步骤。

步骤序号	屈曲训练动作	训练时间	说明
步骤1	髌骨松动术	5~10分钟	每次训练均要做
步骤2	预备热身训练	5~10分钟	以上7个动作，选取1~2个自己能轻松完成的动作
步骤3	主训练	20~30分钟	以上7个动作递进训练
步骤4	训练后冰敷	15~20分钟	减轻不适症状

髌骨松动术每次训练都要做，可以增加屈曲训练效果，并减少一部分屈曲训练的疼痛感。

膝关节屈曲训练不宜一上来就进行大角度的屈曲训练，而是要慢慢热身，逐步加大动作的难度，以免造成关节拉伤。预备热身训练既是一个屈曲训练的适应过程训练，又是对上一次训练成果的巩固复习。从以上7个动作中选取自己可以较轻松完成的动作，比如训练者的膝关节屈曲度已达100度左右，则可以选取坐姿顶墙动作作为热身训练。待关节充分适应屈曲动作后，再进行难度更大的主训练。

训练者通过预备热身训练，使关节充分适应后，开始进行主训练。通常主训练是最疼痛的，膝关节屈曲时可能听到类似棉线被扯断的声音。主训练主要目的是提高膝关节屈曲度，但也不可操之过急，不是每一天都要比上一天都有屈曲度提高，才是进步；当训练者达到某个膝关节屈曲度后，可以巩固1~2天，即屈曲度不再提高，但关节疼痛感比前一天有所下降，这种反应也是进步的表现。当屈曲度、疼痛感下降后，训练者就应

该加大屈曲角度了。

术后4周内的屈曲训练后，建议冰敷15~20分钟，以减轻关节发热、肿胀和痛感。

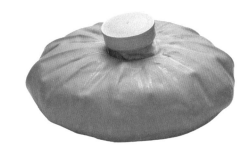

3. 功能训练与肌肉训练计划

该康复计划分两部分，一部分是每天训练内容；一部分是每周训练3~4次的隔天训练内容。如果两部分内容发生在同一天，先做难度较大的隔天训练内容，再做难度较小的每天训练内容。如果两个训练一起进行，可以把每天训练内容的相应组次数减少到单独训练时的一半左右。

本阶段所需工具： 双拐、毛巾、垫高用垫高物、支具、医用冰袋。

每天训练计划：

训练动作	训练组数	每组要求
坐姿毛巾挤压训练	1组	5~10分钟
踝泵训练	组数不限	每天500~1000次
股四头肌等长收缩训练	组数不限	每天大于500次
腘绳肌等长收缩训练	组数不限	每天大于500次

每周3～4次综合功能训练计划：

该计划分为两个方案，患者根据自身情况酌情选择或遵医嘱。建议手术后第2周，第3周采用方案A；手术后第4周开始尝试方案B。从手术后第4周开始，也可以把两个方案交替进行，即这次用方案A，下次用方案B。方案B比方案A难度大。以下训练动作均需戴支具进行，以确保训练者绝对安全。

综合功能与肌肉训练方案A：床面训练系统

训练动作	训练组数	每组要求
双腿起桥训练（或起桥上抬腿训练）	3～4组	12～30次
仰卧直抬腿训练（或坐姿直抬腿训练）	3～4组	12～20次
侧卧内侧直抬腿训练	2～4组	10～20次
侧卧外侧直抬腿训练	2～4组	10～20次
俯卧后抬腿训练	2～4组	10～20次
墙上滑动训练（术后第4周开始训练）	1组	5～10分钟

综合功能与肌肉训练方案B：站立训练系统（建议从术后第4周开始尝试）

训练动作	训练组数	每组要求
30度角迷你箭步蹲	2～3组	每条腿均训练8～15次
单腿站立前摆	2～3组	每条腿均训练10～30次
单腿站立外侧摆	2～3组	每条腿均训练10～30次
单腿站立内侧摆	2～3组	每条腿均训练10～30次
单腿站立后摆	2～3组	每条腿均训练10～30次
助力提踵训练	3～4组	12～30次
靠墙迷你静蹲	1～2组	做至力竭

4. 拄双拐患肢着地行走训练

每天2～3组，每组2次，每次5分钟。

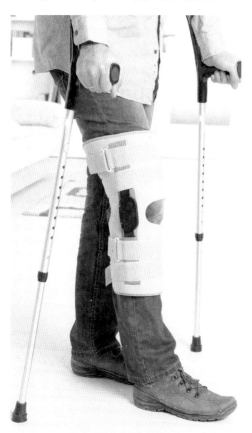

六、营养与饮食建议

此阶段，膝关节部分淤肿已消除，但膝关节仍处于肿胀状态。此阶段饮食上以清淡为主，适度蛋白质补充转为高营养补充。可在初期的食谱基础上增加肉骨汤、动物肝脏等，以补给更多的维生素A、维生素D、钙质及蛋白质。同时维生素C仍然要积极补充。

推荐菜品：当归炖排骨

● **材料**

当归10克，续断10克，新鲜排骨250克，葱段、姜片、桂皮、枸杞子各适量

● **做法**

1. 将所有材料洗净放入炖盅，加适量水。
2. 炖煮2小时以上，炖至骨酥肉烂即可。

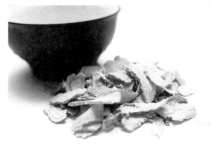

膝关节手术后
第2~3个月康复训练

一般膝关节手术后患者将在这个时期脱拐正常行走。医院的假条只到第12周，而从第5~12周期间的功能训练将对患者成功回归工作岗位起到至关重要作用，同时对运动员回归专项训练也将发挥重要作用。

一、膝关节伸直训练

对于在第4周就已经达到膝关节伸直角度的患者，从第5周开始可以减少或放弃基础的伸直训练，比如仰卧或坐姿伸直训练，而增加预防腘绳肌挛缩的坐位体前屈、迷你箭步蹲腘绳肌牵拉伸膝、压腿腘绳肌牵拉伸膝等训练。

同时，如果膝关节仍未达到理想伸直角度，仍需保持负重仰卧伸直训练和俯卧重物悬吊伸膝，训练时间每次均为20~30分钟，每天2次。

对于膝关节已达到预定伸直角度者，可进行功能性伸拉训练。

训 练 如 下

| 1 | 坐位体前屈 | 2 | 迷你箭步蹲腘绳肌牵拉伸膝 |

每周训练3~4次，每次10~15分钟。

可以放在力量训练和其他功能性训练之后，作为训练后伸拉项目，每次5~10分钟。

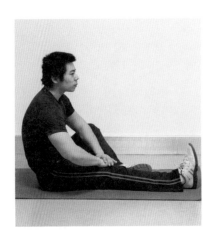

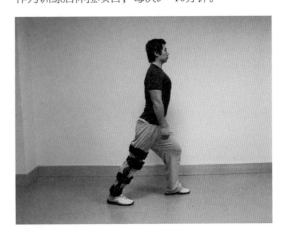

3 | 压腿腘绳肌牵拉伸膝

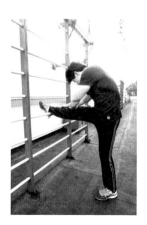

每周训练3~4次，亦可放在力量训练和其他功能性训练之前，作为热身训练项目；或放在力量训练和其他功能性训练之后，作为训练后伸拉项目。

4 | 侧向压腿

训练目的

站立状态下训练膝关节的伸直，继续加强膝关节伸直度，使膝关节适应全天候伸直。

动作详解

站于某固定物前，把腿放于固定物上，使小腿内侧或脚踝内侧触及固定物以支撑腿部。固定物高度选择要适合训练者腿部柔韧性。伸直膝盖，脚尖向一侧，支撑腿也尽量脚尖朝前。身体微微侧屈，利用身体腰侧收缩力量慢慢向腿部施压，可以感觉到膝关节内侧、大腿内侧产生拉伸感，以膝关节不产生疼痛或不适感为准，保持静立伸拉。如站立不稳，则应双手扶住固定物以保持身体平衡或搭档帮助维持身体平衡。

训练组次数

术后2个月后进行，每天训练1~2次，每次10分钟。

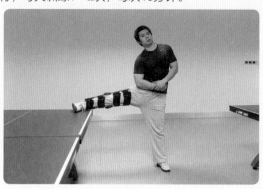

Tips

有膝关节内侧副韧带受伤或半月板受伤者不要练习前压腿伸直训练和侧压腿伸拉，或者遵医嘱。

5 | 股四头肌收缩主动发力式伸拉

训练目的

该动作是利用股四头肌主动发力，强迫膝关节伸直乃至超伸的动作，也是强力拉伸膝关节的最后一款动作。该动作可以使重建后的前交叉韧带或后交叉韧带充分伸直绷紧，可能训练时会有些痛，训练者要控制力度，太痛时要收住发力，以免受伤。

初级动作——脚尖支撑伸拉

动作详解

该训练必须在穿硬头鞋状态下进行，否则无法完成脚尖支撑。以训练者右腿膝关节为例。训练者站直身体，用右脚脚踵后侧压在左脚脚尖上，同时左脚脚尖微微向上抬起。右腿股四头肌发力用力伸直右膝，并下压左脚脚尖，训练者可感觉到膝关节后侧有明显拉伸感甚至微痛感，只要疼痛感在可忍受范围内，可以继续这一动作。保持静力伸拉，不要有意弹振式发力。保持伸直施压状态1分钟左右为1组。

训练组次数

每次可以训练2~3组。

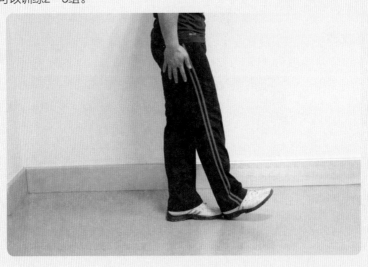

Tips

该动作可以缓解膝关节"胶着"现象，2组训练完毕，膝关节"胶着"现象即可消失。

升级动作——悬空主动发力式伸拉

动作详解

训练者健肢单腿支撑身体，患肢抬起悬空。然后患肢股四头肌发力伸直膝关节，使膝关节用力向后伸，如膝关节后侧有疼痛感后要减少发力。由于患肢脚踵后面没有挡板或阻挡物，所以可以把股四头肌的发力更多传递给膝关节，故而该动作可以使膝关节伸直效果更强。当然，训练效果和训练者患肢的股四头肌力量成正比。保持股四头肌持续发力伸拉膝关节30秒为1组。

训练组次数

每次训练2～3组。

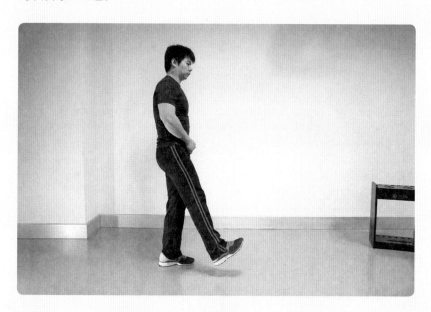

二、膝关节屈曲训练

从第5周起，膝关节屈曲角度已至少达到110度以上，所以膝关节屈曲角度训练要进一步加深。使患肢在本阶段可以完成全角度跪坐，甚至完成折叠式下蹲，使膝关节屈曲角度达到接近受伤前的程度。

（一）热身训练

1 ｜ 髌骨松动术

2 ｜ 坐姿顶墙

3 ｜ 仰卧垂腿

（二）正式训练

1 ｜ 被动床面滑行屈腿+主动床面滑行屈腿

2 ｜ 坐姿抱腿（搭档抱腿训练）

3 ｜ 仰卧被动压腿

4 ｜ 俯卧被动屈腿

5 ｜ 跪姿屈腿

适用范围

膝关节角大于150度，此时膝关节屈曲程度已经接近正常。

▌**动作详解**

预备动作——保护下跪姿屈腿

扶好固定物进行保护，用体重逐渐向下跪坐，增大膝关节屈曲角度。在感到明显的疼痛之后停下来保持不动，1~2分钟组织适应，当痛感降低或者消失时，继续进行更大角度的跪坐。

正式训练——跪姿屈腿

训练者跪姿开始，两腿并拢，用臀部慢慢向小腿后侧下坐。脚自然向后；踝关节成跖屈位，不要向两侧外翻。利用体重慢慢向下坐，直到臀部可以触碰到脚踵。然后身体放松，大小腿完全贴附在一起，臀部完全坐于脚踵上。保持1~3分钟。

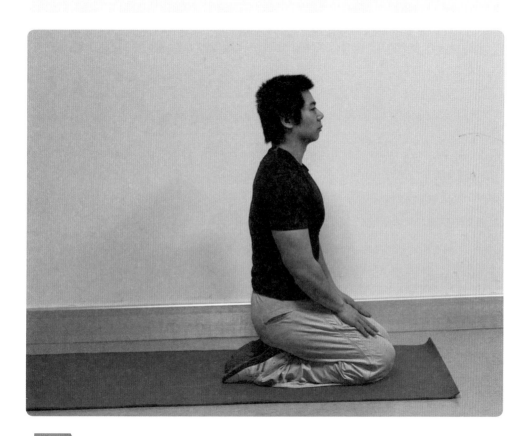

Tips

（1）注意身体要正，双腿平均分配体重。身体歪斜可能造成膝关节屈曲时伴有旋转或者内外翻，从而发生危险。此时需要搭档站在训练者身体后方，观察训练者臀部是否歪斜，发现歪斜及时用手纠正。同时，搭档可用手压法进一步增大训练者膝关节屈曲角度。

（2）不能用暴力突然增大角度，发力要和缓、连续。

6 | 折叠式下蹲

训练目的

　　膝关节屈曲角度基本接近正常之后，膝关节曲度、强度、肌肉力量完全恢复后，下蹲完全无痛感或其他不适感后再进行此训练。

　　折叠式下蹲与静蹲、深蹲训练有很大不同，静蹲和深蹲一般只蹲至大腿与地面平行，膝关节角度在90～100度；而折叠式深蹲要求大腿后侧和小腿肚完全折叠，就像在如厕下蹲一样。此时膝盖超过脚尖，膝关节角度将大于140度，同时在膝关节强力屈曲的状态下，腿部还要承担全身的重量，所以折叠式深蹲通常比跪姿屈腿还要困难。也可以把折叠式深蹲作为膝关节屈曲训练的最终目标，即在膝关节大角度屈曲时能承担身体全部重量。

◤ 动作详解

　　训练者手扶固定物在保护下深蹲，用体重逐渐向下蹲，以增大膝关节屈曲角度，尽量完成大小腿的折叠，使患肢和好腿的下蹲屈曲度区域一致。训练者在感到明显的疼痛之后停下来保持不动，待1～2分钟组织适应，当痛感降低或者消失时，继续进行更大角度的折叠式深蹲。

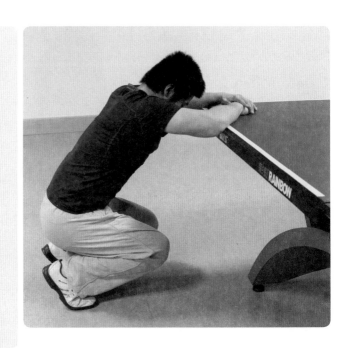

（三）膝关节屈曲补充性训练

　　以下补充训练，可放在力量训练和其他功能性训练之前，作为热身训练项目；或放在力量训练和其他功能性训练之后，作为训练后伸拉项目。每次训练5～10分钟。

1 | 坐姿合腿伸拉

训练目的

使患肢适应屈膝同时髋关节外旋动作，同时可以伸拉大腿内收肌群，提高髋关节柔韧性。

动作详解

坐于床面或垫面，两脚掌相对，膝关节屈曲位同时髋关节外旋。身体尽量前屈，双手扶住垫面，使膝关节外侧尽量贴近垫面，保持静态伸拉，不要暴力弹振式伸拉。坚持1~2分钟。

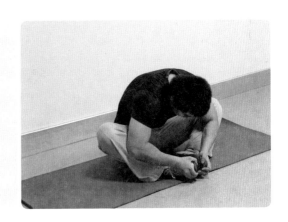

2 | 分腿跪姿伸拉

训练目的

使患肢适应屈膝分腿跪姿动作，同时可以伸拉大腿内收肌群，提高髋关节柔韧性。

动作详解

跪坐于床面或垫面，两脚掌向外，两腿分开。身体尽量前屈，双手扶住垫面，使大腿内侧尽量贴近垫面，保持静态伸拉，不要暴力弹振式伸拉。坚持1~2分钟。

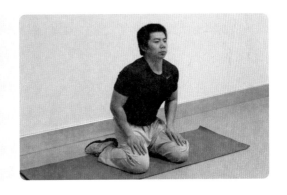

3 | 跪姿后拉

训练目的

屈膝分腿跪姿动作的继续加强版，同时可以伸拉股四头肌、髂腰肌，提高髋关节柔韧性。

▎**动作详解**

跪坐于床面或垫面，两脚掌向外，两腿分开。身体尽量后倒，双手向后扶住垫面，使臀部坐于后脚跟上，保持静态伸拉，可以感觉到大腿前侧和腹部有拉伸感。坚持1~2分钟。

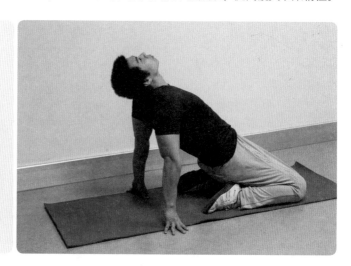

Tips

（1）以上不同角度和情况下膝关节屈曲训练，无论选择何种方法，整个过程应控制在50分钟之内。太长时间和反复的屈曲会过度刺激关节，造成膝关节肿胀和炎症的增加，对于关节功能的恢复有害无益。

（2）每次训练要坚持到底，不能中途放松休息。不要因为疼痛就放松休息，应该缓慢推进角度，在开始疼痛之后保持1~2分钟，组织适应后疼痛会有所缓解，再进一步增大角度。

（3）注意膝关节屈曲时不要产生关节旋转或内外翻，搭档被动屈曲训练要好于自己训练。

（4）每次膝关节屈曲训练不必采用一种屈曲方式，可以选择几种不同方式构成一次训练组合，同时体会自己膝关节的感受，选择痛感小同时屈曲效果明显的动作。

（5）如果自己训练或搭档训练达不到相应效果，需去医院请专业康复师进行膝关节屈曲训练。

三、膝关节基础功能性训练

1 第一次脱拐走路

　　训练者在手术后第5~6周脱拐走路，如果有半月板缝合者，需要延迟2~4周。脱拐前，训练者应在戴支具并扶墙（或扶平衡杆）的情况下完成30度角迷你箭步蹲至少3组，每组30次；同时，训练者最好患肢单脚着地支撑身体可以超过2分钟；然后可以尝试脱拐平地行走。第一次行走时，最好在离墙近或有保护杆的情况下尝试，在身体不稳时可以扶住墙或用保护杆支撑身体。同时脱拐后的行走一定要佩戴支具完成。

2 脊柱正直站立训练

训练目的

　　由于上楼时，很多人经常出现身体扭摆动作，而使脊柱无法保持正中位。膝关节手术后，患肢肌肉萎缩，这种上楼时的扭摆动作更加明显。上楼时左右扭摆的动作会增加膝关节向左或向右的切向力，增加了关节软组织受伤的风险，尤其对术后功能正处在康复期的膝关节，更要避免在上楼时膝关节受到横向切向力。这就要保持脊柱始终处于正中位，没有扭摆的附加动作出现。

　　利用下面的训练即可在脱拐后站立训练中实时监控脊柱的位置。

动作详解

　　双脚平稳地站于地面，找一根笔直的竖杆，两手分别抓住其上下端，使其竖直贴附于后背脊柱位置。杆的上端贴附枕骨正中，杆的下端贴附尾椎侧。保持这个位置1~3分钟。

训练组次数

　　每次训练3~4组。

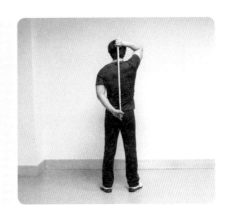

Tips

　　如果发现脊柱与竖杆无法平行，即可通过身体位置调整，保持脊柱始终处于正中位。也可以由搭档从侧面观察，帮助训练者进行术后站立动作的纠正。

3 | 单脚上楼梯训练

训练目的

训练上楼梯时脊柱始终保持正中位，以避免身体扭摆造成术后膝关节受到切向力而增加损伤风险。

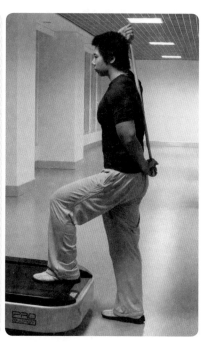

动作详解

训练者为了避免在上楼时身体扭摆，可以利用竖杆对脊柱位置进行实时监控。即右手在上左手在下将杆贴附于后背（杆顶端贴附枕骨正中，杆的下端贴附尾椎侧）。然后左脚踏上台阶，左腿不发力，收左脚回归站立位，即只左脚踏上台阶，然后收回，并不完成上楼梯动作，可以把一部分体重向踩在台阶的左脚上部分迁移；左腿训练10次，换右腿。训练全过程中始终用竖杆监控脊柱的位置，发生脊柱侧屈动作要及时调整。

训练组次数

每次训练3～4组，每条腿均训练10次为1组。

4 | 脚尖支撑拉伸训练

该方法可以快速而安全地对膝关节进行伸直伸拉恢复，同时不受任何场地限制；如果患者在行走过程中出现膝关节"胶着"或伸膝困难，也可以采取该方法进行快速缓解。具体方法见本节膝关节伸直训练部分。

四、力量训练

本阶段的力量训练对恢复因手术和休养造成的肌肉萎缩有良好效果，尤其对患肢的单侧萎缩会有专门的训练，对恢复正常生活及参加专项训练打下坚实基础。

以下内容包括腿部力量升级训练系统，该升级系统适合所有程度的术后复健者，训练者需根据自身情况，按照升级系统一级一级地训练，当上一级训练未达到规定组次数时，切勿尝试下一级训练，以免造成危险。只要训练者按照该升级训练系统逐级训练，其腿部力量和平衡性的恢复将在不知不觉中完成。

关于患肢的萎缩问题

由于患肢的手术、支具固定、伤口愈合等问题，使患肢长期得不到训练，因此会出现明显肌肉萎缩症状。患者可以明显看出患肢和健肢粗细上的差别，又加上患肢在恢复过程中膝关节难以承受各个方向的外力，所以很多常规的健身训练方法不适宜恢复患肢的肌肉力量。本节内容将介绍更适合患者恢复肌肉力量的训练方法。

（一）腿部力量训练

1 | 箭步蹲升级系统

训练目的

循序渐进训练腿部肌肉的力量、关节受力能力和身体平衡性；由戴支具的辅助训练逐渐过渡到脱掉支具的自由训练，整个训练系统可为脱掉支具自由行走打下坚实基础，是膝关节手术后恢复自由行走的有效训练系统。

在整个升级训练系统中，人的机体可以渐进式提高腿部腘绳肌和臀大肌肌力，同时对股四头肌和小腿三头肌的肌力也有训练效果；训练可以增强机体平衡能力，对大步行走和上下楼都有辅助训练效果。

升级系统原则

每个训练至少训练2次，每周不超过3次，隔天训练。可轻松完成上一级训练者方可升级到下一级，以确保训练安全。要达到第七级反式箭步蹲，需要至少7周时间。建议从手术后的第3～4周开始第一级戴支具30度角迷你箭步蹲。患者需根据自身条件，安排训练进度，训练时要求膝关节无明显不适感。

第一级：戴支具30度角迷你箭步蹲

该训练动作，在术后第3～4周即可训练，已于上一节有详细介绍。

第二级：戴支具40度角迷你箭步蹲

适合人群

戴支具可轻松完成30度角迷你箭步蹲2组，每组30次者。

训练目的

患肢向前迈步下蹲并站起时，主要训练患肢腿部肌肉力量和膝关节受力能力；健肢向前迈步下蹲并站立时，患肢腿借此机会进行股后肌群及重建韧带的拉伸。

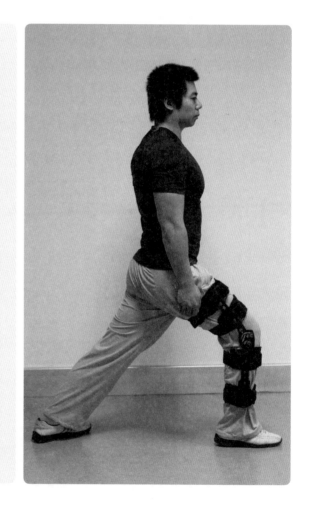

动作详解

患肢佩戴好支具，将支具调节到40度，然后可根据训练情况每隔5～7天增加一次支具度数进行训练。训练要选择摩擦力大的地面以免由于地面打滑造成危险。训练者站立，站距与肩同宽或略宽于肩。向前迈开一小步，并自然下蹲，完成迷你箭步蹲。前腿膝盖不超过脚尖，保持下蹲姿势1～3秒；然后后脚跟步回归站立体位，再用另一只腿向前迈步，完成下一次动作。站立时呼气，下蹲时吸气。

训练组次数

每周训练1～2次，两次训练间隔72小时，每次训练3～4组，每条腿均训练8～15次为1组，组间休息90秒。

第三级：戴支具70度角迷你箭步蹲

第四级：戴支具90度角标准箭步蹲

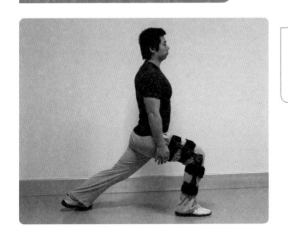

Tips

以上第三级和第四级训练方法与第二级一致，只需把支具调至相应角度即可。

第五级：戴支具无限制箭步蹲

训练目的

虽然仍然佩戴支具，但是把支具调节成自由状态，此时支具只对膝关节受到两侧的力起到保护作用，而前后的力完全靠腿部肌肉进行控制。

动作详解

患肢佩戴好支具，将支具调节到自由位（open档）。训练时要选择摩擦力大的地面以免由于地面打滑造成危险。训练者站立，站距与肩同宽或略宽于肩。向前迈开一步，并自然下蹲，完成箭步蹲。前腿膝盖不超过脚尖，保持下蹲姿势1～3秒；然后后脚跟回归站立体位，再用另一只腿向前迈步，完成下一次动作。站立的时候呼气，下蹲的时候吸气。

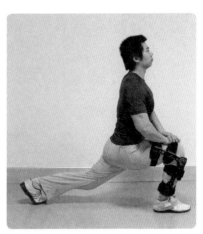

训练组次数

每周训练1～2次，两次训练间隔72小时，每次训练3～4组，每条腿均训练8～15次为1组，组间休息90秒。

Tips

第一次进行戴支具无限制箭步蹲时，要扶墙或其他固定物进行，以免发生危险。

第六级：半程自由箭步蹲

训练目的

作为标准箭步蹲的预备训练，主要训练患肢在无支具保护时的支撑力和平衡力，由不戴支具的半程箭步蹲训练开始，患肢可以在摩擦力大的地面尝试不戴支具行走，但要注意扶住平衡杆等辅助物进行保护。

动作详解

训练者卸下患肢的支具。身体正直，左脚向前迈出一小步同时身体下蹲，左腿屈曲完成迷你箭步蹲；右腿伸直，其后侧产生一定拉伸感。然后收回左腿同时站直身体，换右腿向前迈步完成同样动作。下蹲时吸气，起身时呼气。

训练组次数

每周训练1~2次，两次训练间隔72小时，每次训练3~4组，每条腿均训练8~15次为1组，组间休息90秒。

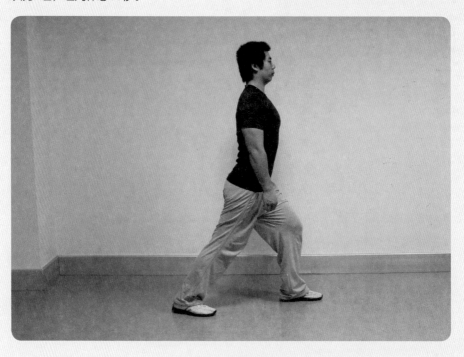

第七级：标准箭步蹲

适合人群

戴支具进行迷你箭步蹲可以轻松完成90度支具角度的训练者。

训练目的

提高腿部腘绳肌和臀大肌肌力，同时对股四头肌和小腿三头肌的肌力也有训练效果；训练可以增强机体平衡能力，对大步行走和上楼梯都有专项训练效果。

动作详解

身体正直，右脚向前迈出一大步同时身体尽量下蹲，直到右侧大腿与地面平行，右膝关节成直角，左腿前侧产生明显拉伸感为止，左腿膝盖尽量接近地面。然后收回右腿同时站直身体，换左腿向前迈步完成同样动作。下蹲时吸气，起身时呼气。

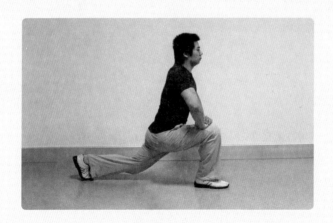

训练组次数

每周训练1~2次，每次训练3~4组，每条腿均训练10~15次为1组，组间休息60~90秒。

Tips

（1）患肢可能出现下蹲不到位的情况，或者下蹲后患肢膝关节无法承受身体重量，此时需调整下蹲深度，变为很浅的下蹲，直到没有不适感为止。随着锻炼的加深，再慢慢加深下蹲深度。

（2）训练时还可能出现患肢在前下蹲浅、健肢在前下蹲深的情况，此时要把两条腿调整到相对较浅的下蹲深度，以免造成健肢训练过度。

第八级：反式箭步蹲

训练目的

反式箭步蹲训练必须在训练者可以轻松完成整组标准箭步蹲后才能进行，因为反式箭步蹲发力模式是前腿肌肉离心收缩做退让性发力，这种发力模式较标准箭步蹲腿部肌肉的主动向心收缩更加困难，所以做起来难度要大于标准箭步蹲。

该训练的退让性发力模式可以有效训练下楼梯动作，训练可有效避免患者在下楼梯时摔倒，同时对人向后退步时的平衡能力有额外训练作用。

动作详解

与箭步蹲动作类似，只是脚向后迈步完成箭步蹲。该动作比箭步蹲更要求身体平衡性。仍然是下蹲时吸气，起身时呼气。

训练组次数

每周训练1～2次，每次训练3～4组，每条腿均训练10～15次为1组，组间间隔60～90秒。

2 | 深蹲升级系统

训练目的

在整个升级训练系统中，人的机体可以渐进式提高股四头肌和臀大肌肌力；训练可以增强机体平衡能力，对身体完成下蹲后站立的各种动作有良好训练效果。

训练原则

每个训练至少训练2次，每周不超过3次训练。可轻松完成上一级训练者再升级到下一级，以确保训练安全。包括戴支具训练的不同角度在内，以下训练升级系统至少需要7周时间完成徒手深蹲。建议从手术后的第3～4周开始练习"第一级戴支具30度角迷你靠墙蹲"。患者需根据自身条件，安排训练进度，训练时要求膝关节无明显不适感。

第一级：戴支具靠墙蹲系统

包括支具角度30度、45度、70度、90度四个级别。

动作详解

患肢佩戴好支具，第一次训练将支具调节到30度，然后可根据训练情况每隔5～7天增加一次支具度数进行训练。训练要选择摩擦力大的地面以免由于地面打滑造成危险，训练者背对墙壁30～50厘米站立，站距与肩同宽或略宽于肩，后背紧贴墙壁。慢慢下蹲，膝盖始终在脚尖后侧，使支具达到预设的角度，保持这一个姿势。

训练组次数

每次训练3～4组，每组训练至力竭。

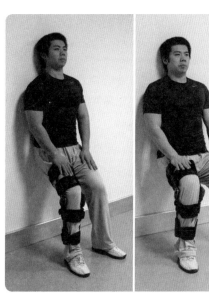

第二级：徒手靠墙静蹲

动作详解

在戴支具靠墙静蹲可以顺利完成90度静蹲后，可以解下支具，进行徒手靠墙静蹲训练。第一次训练时不要直接下蹲到膝关节角90度，要至少做一次半程静蹲训练，再试探着使膝关节角达到90度。

训练组次数

每次训练3～4组，每组训练至力竭。

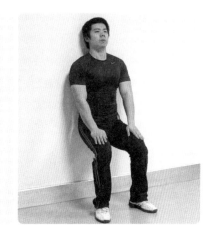

第三级：90度戴支具坐蹲

训练目的

除训练股四头肌和臀大肌力量外，还可以提高人由坐到站时腿部的功能发力能力。

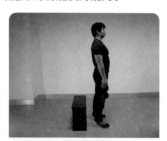

动作详解

患肢佩戴好支具，并把支具调整到90度。找一把牢固的椅子，其椅面高度大于等于训练者膝关节高度。训练者站于椅面前10厘米，向下坐，使臀部着实坐在椅子上；然后两腿发力，将身体从椅子上站起，保持直立位。在坐下站起的过程中脚在地面没有滑动或其他位移。站起时呼气，下坐时吸气。

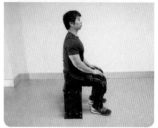

训练组次数

每周训练1~2次，每次训练3~4组，每组12~20次，组间间隔60~90秒。

第四级：90度角戴支具深蹲

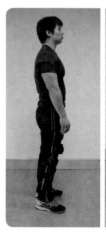

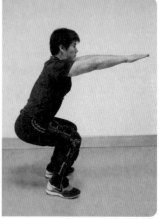

动作详解

患肢佩戴好支具，并把支具调整到90度。双腿站立，保持身体平衡。慢慢下降身体使大腿与地面平行；同时，随身体的下降，两手掌心向下前平举，以促进身体平衡。下蹲后起身时可随身体的站起，放下双臂于身体两侧。下蹲时吸气，站立时呼气。身体下蹲时，支撑腿膝盖不超过脚尖。

训练组次数

每周训练1~2次，每次训练3~4组，每组12~20次，组间间隔60~90秒。

第五级：徒手坐蹲

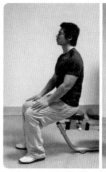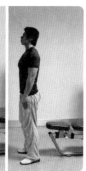

▶ **动作详解**

解下支具完成坐蹲动作，动作要领与90度戴支具坐蹲类似。

训练组次数

每周训练1~2次，每次训练3~4组，每组12~20次，组间间隔60~90秒。

第六级：徒手深蹲

适合人群

靠墙静蹲可以达到大腿与地面平行并坚持5分钟以上者。

训练目的

提高大腿股四头肌肌力，同时对腘绳肌和臀大肌也有训练效果，对两腿协同发力能力有良好训练效果。

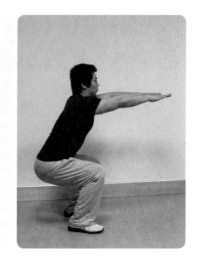

▶ **动作详解**

双腿站立，保持身体平衡。慢慢下降身体使大腿与地面平行；同时，随身体的下降，两手掌心向下前平举。下蹲后起身时可随身体的站起，放下双臂于身体两侧。下蹲时吸气，站立时呼气。身体下蹲时，支撑腿膝盖不超过脚尖。

训练组次数

每周训练1~2次，每次训练3~4组，每组12~20次，组间间隔60~90秒。

Tips

（1）下蹲深度以患肢下蹲深度为标准，保持姿势对称，以免下蹲的发力偏向健肢一边而造成两腿肌肉不平衡。

（2）当可以轻松完成4组，每组训练20次后，可以考虑适当负重。比如双手各持一只小哑铃或肩负一定重量的重物完成深蹲动作。

3 | 侧步蹲升级系统

训练目的

训练膝关节在侧向移步时的受力能力，增加患者侧向移动能力。

训练原则

每个训练至少训练2次，每周不超过3次，隔天训练。可轻松完成上一级训练者方可升级到下一级，以确保训练安全。要完成不戴支具的侧步蹲至少需要6周时间。建议从手术后的第5周开始练习"第一级30度角戴支具侧步蹲"。患者需根据自身条件，安排训练进度，训练时要求膝关节无明显不适感。

第一级：30度角戴支具侧步蹲

第二级：45度角戴支具侧步蹲

第三级：70度角戴支具侧步蹲

第四级：90度角戴支具侧步蹲

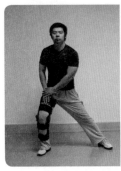 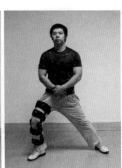 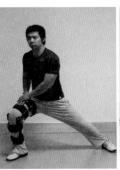 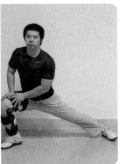

第一级　　　　　　第二级　　　　　　第三级　　　　　　第四级

Tips

以上四级侧步蹲训练动作均参照下文的"侧步蹲动作详解"进行，训练组次数完全相同。

第五级：侧步蹲

动作详解

　　身体正直，右脚向右迈出一步，脚尖成45度角；同时身体下蹲至右侧大腿接近与地面平行，注意膝盖不要超过脚尖，即浅位侧步蹲，此时右腿成侧弓步，左腿尽量伸直。然后收回右脚，左脚向左迈步完成浅位侧步蹲。下蹲时吸气，起身时呼气。

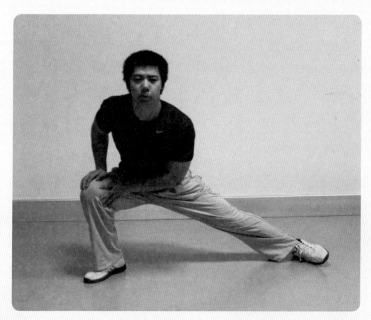

训练组次数

　　每周训练1～2次，每次训练3～4组，每组训练12～20次，组间间隔60～90秒。

Tips

　　患肢下蹲时，如果膝关节有疼痛感，减少下蹲深度；同时注意健肢和患肢下蹲深度保持一致，以免健肢过度训练造成肌肉不平衡。

4 | 器械腿屈伸

训练目的

强化股四头肌，该训练膝关节受力较小，所以可以使用较大负荷。同时利用单腿屈伸训练可以使患肢股四头肌萎缩得以恢复，并使两腿肌力趋于平衡。

动作详解

使用腿屈伸器训练，坐于器械座位上，踝关节前侧勾住挡板，调整好器械高度。缓慢伸直膝关节，保持1~2秒，到顶峰时，然后缓慢屈膝回归起始状态。伸膝时呼气，屈膝时吸气。

训练组次数

每周训练1~2次，每次训练3~4组，每组训练12~20次，组间间隔60~90秒。

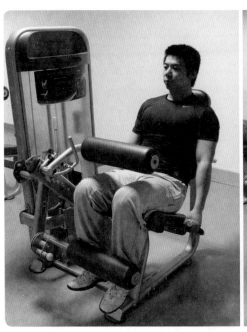 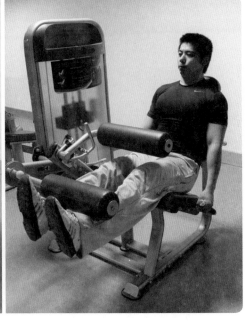

5 | 器械腿弯举

训练目的

　　强化腘绳肌，该训练膝关节受力较小，所以可以使用较大负荷。同时利用单腿腿弯举训练可以使患肢腘绳肌萎缩得以恢复，并使两腿肌力趋于平衡。

动作详解

　　使用腿弯举器训练，坐于腿弯举器上，踝关节后侧向上勾住挡板，调整好器械高度。缓慢屈曲膝关节，到顶峰时，保持1~2秒，然后缓慢伸膝回归起始状态。屈膝时呼气，伸膝时吸气。

训练组次数

　　每周训练1~2次，每次训练3~4组，每组训练12~20次，组间间隔60~90秒。

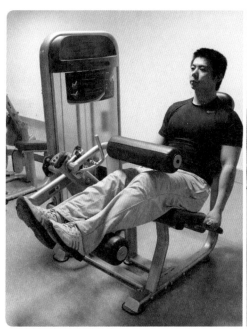
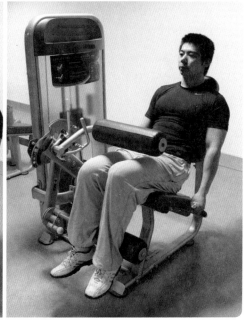

6 | 负重前躬身站起

训练目的

    强化腘绳肌和臀大肌，同时腰背部肌肉也可得到锻炼。人体在立走跑跳时，通常是全身肌肉协同发力，要求腿部、腰部和背部肌肉协调发力，而腿部肌肉的孤立训练无法达到这种协同发力能力的强化，通过负重前躬身站起则可以提高全身协同发力能力。

动作详解

    双手各持一只小哑铃，或肩扛杠铃杆一根，躯干前倾，背部挺直使躯干与地面平行，头可向上抬，要求不弓腰驼背，而是尽量使背部挺直或反向向后躬。可感觉到大腿后侧和臀部有拉伸感。然后缓慢挺起躯干。躬身时吸气，挺直身体时呼气。

训练组次数

    每周训练1~2次，每次训练3~4组，每组训练8~12次，组间间隔60~90秒。

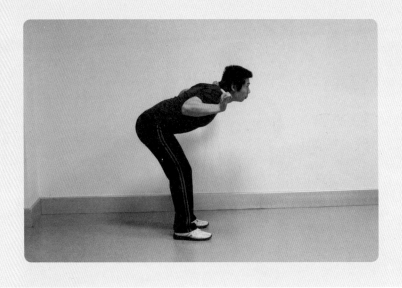

7 | 哑铃硬拉

训练目的

强化腘绳肌和臀大肌，训练站立平衡能力，从而预防康复后潜在的摔倒或滑倒。

▶ **动作详解**

两脚站距宽于臀部，下蹲，在体侧位双手各持一只哑铃。保持下背挺直，脚跟向地面发力。腿、臀、腰、背依次连贯发力拉起哑铃，同时向前推你的臀部，直起腰身，直到哑铃拉至身体两侧，手臂自然向下伸直。抬头挺胸，背部向后发力，保持1～2秒的停顿，缓慢下蹲并放下哑铃，但哑铃不触地接着下一次动作。整个过程保持背部和腰部挺直，不要弓腰驼背。拉起哑铃时呼气，放下时吸气。

训练组次数

每周训练1～2次，每次训练3～4组，每组训练8～12次，组间间隔60～90秒。

> **Tips**
>
> （1）本训练适合患肢单腿可站立3分钟以上者，同时可以完成负重前躬身站起标准组（4组，每组12次）者。该动作最好在手术8周后进行或遵医嘱。
>
> （2）选择哑铃重量不宜过大。

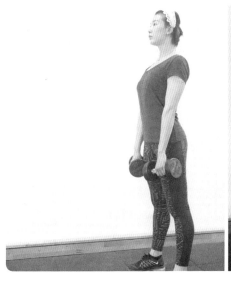
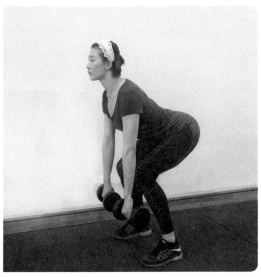

五、肌肉萎缩与肌肉不平衡针对性恢复训练

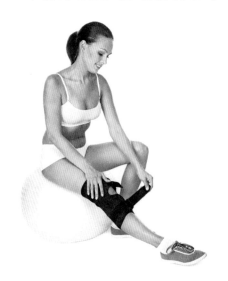

膝关节受伤会对膝关节原有生理结构造成破坏，膝关节手术虽然可以恢复生理结构，但肌肉对关节的控制力、软组织适应性、关节本体感觉均会发生变化，致使膝关节难以像受伤前一样，承受本身体重，尤其在走路、上下楼梯、跑步这种需要患肢单独支撑身体的情况下，患肢更是力不从心。

然而，人的机体调节会代偿性利用未受伤组织替代一部分患肢的发力。这主要表现在以下几个方面。

（1）膝伤后，健肢被动性训练，维度增大，肌肉加强；患肢维度减小，肌肉萎缩。在行走时，健肢代偿一部分患肢的受力，两腿肌肉越发不平衡。

（2）患肢膝关节本体感觉能力下降。

（3）机体为了在行走中达到平衡，患肢对应腰部肌肉会出现持续的收紧，健肢对应的腰部肌肉被动拉伸。

（4）如果是半腱肌取腱重建交叉韧带，由于患肢半腱肌肌腱损伤，同侧的股二头肌和臀大肌会代偿一部分半腱肌的发力，这也将造成患肢股后肌群的不平衡。

鉴于以上原因，受伤及手术后必然出现膝关节所在的腿部肌肉萎缩严重、骨盆侧倾；患肢维度小于健肢，患肢肌肉含量和肌力严重小于健肢；患肢关节灵活度、稳定性、本体感觉严重小于健肢。而且健肢腿部由于代偿作用的出现，会出现"被迫训练效果"，这将进一步加大两腿粗细的不同。

总之，膝关节受伤和手术必然导致健肢和患肢腿部粗细不一致。轻者，一腿粗一腿细，影响美观和穿衣；重者，两腿的肌肉、肌力、本体感觉不一致，加大了身体的不平衡，使人更容易摔倒、滑倒和膝关节重复性受伤。

这就要求在手术2个月后进行腿部肌肉平衡训练。本书介绍的腿部肌肉平衡训练可以在半年内使两腿维度基本一致，肌力基本平衡，两膝关节本体感觉趋于一致，最终达到健肢和患肢的整体平衡。

要到达患肢各项运动指标追上健肢，需要进行患肢单腿强化训练，该训练体系要求以前文的双腿训练为基础，循序渐进地完成。

训 练 如 下

1 | 单腿器械弯举

训练目的

利用器械腿弯举器集中训练患肢，加速患肢肌肉和力量的恢复，本动作主要针对患肢腘绳肌的力量恢复。

动作详解

调整腿弯举器挡板以适应自己的腿长身高的要求，同时调整弯举器配重以适应自己患肢极限发力完成1组8～12次训练动作的要求。将挡板置于患肢小腿后侧末端，弯举时可感觉到患肢大腿后侧有明显收缩感和紧张感。腿弯举时呼气，伸直患肢时吸气。

训练组次数

每次训练3～4组，每组训练8～12次。

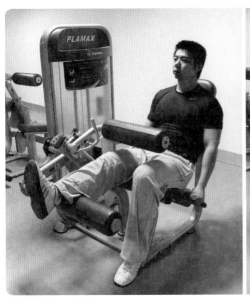 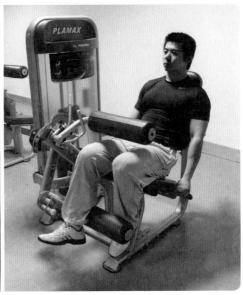

2 | 双人腿弯举训练

训练目的

如果训练者家附近没有康复场所，也没有腿弯举器械，抑或去健身房不方便，也可以进行双人腿弯举训练。该训练完全可以代替器械腿弯举动作。不过训练者需要一个训练搭档。

利用双人腿弯举训练加强患肢腘绳肌肌力训练，或者用器械腿弯举进行患肢单腿腿弯举，可有效恢复患肢萎缩的肌肉并促进两腿肌力的平衡。

动作详解

训练者俯卧于床或瑜伽垫上，搭档从患肢后面双手压住训练者患肢后小腿肚和跟腱处，训练者用力屈膝，搭档用力双手下压。搭档的发力尽量保持训练者每组可以完成极限次数8~12次。训练者屈膝时呼气，伸膝时吸气。

训练组次数

每次训练3~4组，每组训练8~12次。

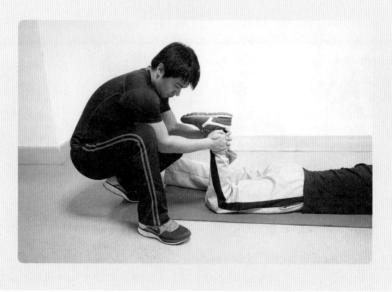

Tips

如果患肢术后维度与健肢差距太大，肌力差距过大，可以在起初的腿弯举训练时先放弃健肢的训练，单独强化患肢的腘绳肌。

3 | 单腿器械腿屈伸

训练目的

利用器械腿屈伸器集中训练患肢，加速患肢肌肉和力量的恢复，本动作主要针对患肢股四头肌的力量恢复。

动作详解

调整腿屈伸器挡板以适应自己的腿长身高的要求，同时调整腿屈伸器配重以适应自己患肢极限发力完成1组8～12次训练动作的要求。将挡板置于患肢小腿前侧末端，用脚背勾住，伸膝动作时可感觉到患肢大腿前侧有明显收缩感和紧张感。伸膝时呼气，屈膝时吸气。

训练组次数

每次训练3～4组，每组训练8～12次。

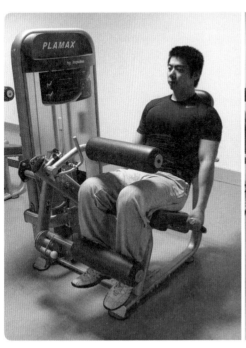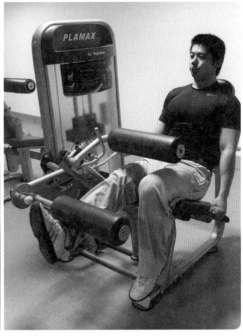

4 | 双人腿屈伸训练

训练目的

  如果训练者家附近没有康复场所，也无训练器械，可以进行双人腿屈伸训练。该训练完全可以代替器械腿屈伸动作。同样，训练者需要一个训练搭档。

初级动作——手压式腿屈伸

动作详解

  训练者坐于牢固的平凳上，双手抓住平凳边沿保持身体平衡。搭档从患肢面双手压住训练者患肢胫骨前，训练者用力伸膝，搭档用力双手下压。搭档的发力尽量保持训练者每组可以完成极限次数8~12次。训练者伸膝时呼气，屈膝时吸气。

训练组次数

  每次训练3~4组，每组训练8~12次。

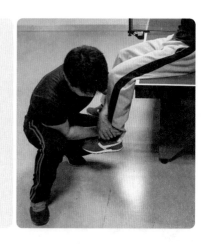

升级动作——脚蹬式腿屈伸

动作详解

  训练者坐于牢固的平凳上，双手抓住平凳边沿保持身体平衡。搭档脱鞋后坐于训练者对面，伸脚蹬住患肢胫骨正面末端；训练者用自己的患肢胫骨末端抵住搭档脚心足弓凹陷处。然后训练者伸膝，搭档用脚反向下蹬，该训练正是利用搭档蹬脚的发力产生负荷而使训练者完成单腿腿屈伸动作。搭档的发力尽量保持训练者每组可以完成极限次数8~12次。训练者伸膝时呼气，屈膝时吸气。

训练组次数

  每次训练3~4组，每组训练8~12次。

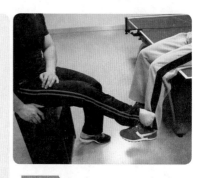

Tips

  如果患肢术后维度与健肢差距太大，肌力差距过大，可以在起初的腿屈伸训练时先放弃健肢的训练，单独强化患肢的股四头肌。

5 | 单腿腿举训练

训练目的

　　利用腿举器集中训练患肢蹬踏能力，综合提高患肢大腿各部分肌肉的力量，增大各部肌肉的体积。该训练对下蹲后站起动作有训练效果，可作为徒手深蹲和单腿坐式深蹲的预备训练。

动作详解

　　训练者坐于水平腿举器上，调整腿举器配重以适应自己患肢极限发力完成1组8～12次训练动作的要求。训练者后背均匀贴紧椅子靠背，两手抓紧把手控制身体平衡。患肢的脚蹬住前面踏板。脚的位置越靠上，对膝关节的压力越小，所以第一次训练时尽量把脚往上放，然后随着训练水平的提高逐渐向下移，移至脚尖接近膝盖在踏板上的投影位置。整体原则是膝关节不超过脚尖。蹬腿时不要伸膝过直，以免力量惯性再次伤到交叉韧带。无论是蹬出还是屈腿收回动作，都要尽可能缓慢地完成动作。蹬腿时呼气，收腿时吸气。

训练组次数

　　每次训练3～6组，每组训练8～12次。

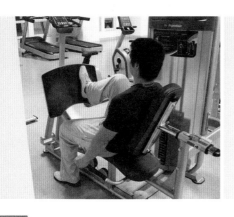 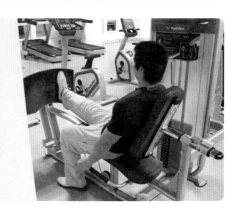

Tips

　　采用水平坐姿腿举器，尽量不要使用斜面腿举器，因为斜面腿举器对腰椎压力大。术后静养期造成的肌肉萎缩不但会表现在患肢，也会累及腰部，尤其患侧腰部，所以不建议使用腰椎压力过大的训练动作。

6 | 单脚提踵

训练目的

　　提高小腿三头肌的肌力，同时增强患肢膝关节在走动或跑动时提踵动作中膝关节的支持力。本训练也有利用恢复两小腿的肌力平衡。

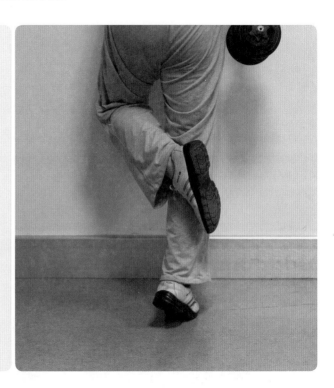

动作详解

　　单手或双手扶住墙壁等固定物，患肢膝关节伸直，健肢绕到患肢小腿后侧勾住患肢小腿。患肢缓慢踮脚尖到达极限位置，保持1~2秒，然后缓慢下放到脚踵着地。踮脚尖时呼气，下放脚踵时吸气。

训练组次数

　　每周训练1~2次，每次训练3~4组，每组12~20次，组间间隔60~90秒。

7 | 患肢单腿坐蹲

训练目的

本动作需要以双腿徒手深蹲为基础。该动作有效训练患肢单腿在屈曲与伸直位的综合平衡承重能力，强化腿部肌肉在单腿支撑身体不稳定态时的发力能力，也可有效训练膝关节在单腿支撑不稳定态时的关节牢固度及本体感觉。该动作也作为单腿深蹲的预备训练。该动作可作为手术患肢肌肉强化训练使用，可以对患肢单独进行训练，以尽快恢复两腿的肌肉平衡。

> **动作详解**
>
> 找一把牢固的椅子，椅高等膝高或略高于膝关节。坐于椅子上，患肢发力站起并伸直膝关节，另一侧腿抬起悬空；然后单腿下蹲完成下坐。站起时呼气，下蹲时吸气。
>
> **训练组次数**
>
> 每次训练3~4组，每组训练8~12次。

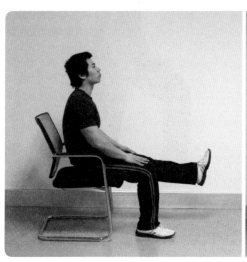 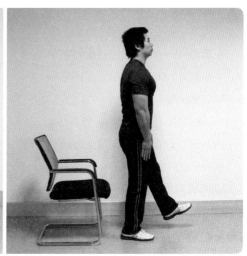

Tips

若患肢在蹲起时有不适感，说明前期的膝关节功能性恢复训练没有达到要求，应退回前一个难度较低的训练阶段，待膝关节功能和腿部肌肉达到要求后再进行本训练。

六、腿部功能性康复训练

此阶段的功能性训练着重于训练术后膝关节的本体感觉能力及稳固度，使双腿适应各种复杂路面站立、行走、上楼、转弯以及慢跑的需要。逐步使双腿肌力恢复一致，机体平衡能力加强，达到全功能。

1 | 脱拐后上楼梯训练

训练目的

训练术后膝关节的本体感受及稳固度。

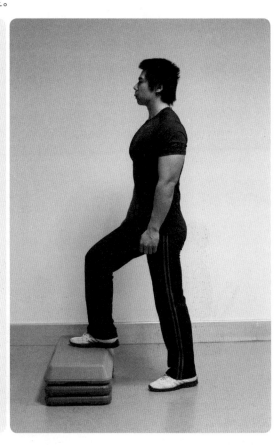

动作详解

以右脚踏上台阶为例，利用腹肌和股直肌的收缩发力把右腿向上牵引，使右脚率先登上台阶并成为支撑点，利用右腿臀部肌肉的收缩完成右腿髋关节的后伸动作，同时右腿利用股四头肌收缩完成右腿伸膝动作，从而将身体向上牵引，使左脚也踩在台阶上。在右脚为支撑点左脚向上摆的过程中，保持躯干与右腿胫骨平行。

然后换左腿上台阶，以此类推，完成上楼动作。注意上楼时不要有左右的摇摆动作。

训练组次数

训练1～3分钟为1组，每次训练2～3组，每周训练2～3次。

Tips

平常人的上楼动作，看起来很简单，但对于膝关节手术后的人来说，需要重新学习，这种学习是在膝关节构造发生变化同时左右腿关节和肌肉不平衡状态下进行的。康复时迈开的第一步就像重获新生的第一步。所以，以上的上楼技巧，患者要经常练习，使肌肉产生记忆，以致习惯成自然。

2 | 二维台阶训练

训练目的

训练正向上楼梯和侧位上楼梯的能力，增加膝关节在上楼梯时的本体感觉。

（1）正向台阶训练

> **动作详解**
>
> 找一个牢固的训练箱或跳操台，面对跳操台站立，左脚踏上跳操台，跟右脚；然后后退下到地面，再换右脚踏上跳操台，跟左脚；两腿交替进行。注意控制身体平衡。

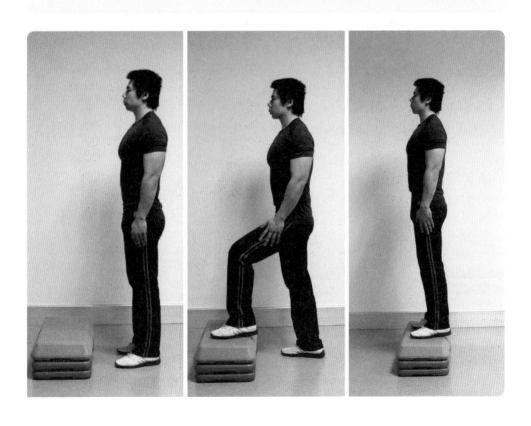

（2）侧向台阶训练

动作详解

　　找一个牢固的训练箱或跳操台，训练者站在跳操台左侧，右脚侧向踏上跳操台，跟左脚；然后侧步下到地面。转身，换左脚，侧向踏上跳操台，跟右脚；两腿交替进行。注意控制身体平衡。

训练组次数

　　"二维台阶训练"和"侧向台阶训练"可一次进行，正向和侧向台阶训练各1~3分钟为1组，每次训练2~3组，每周训练2~3次。

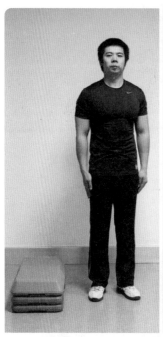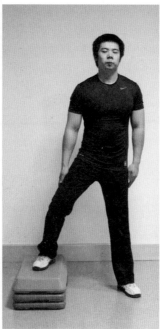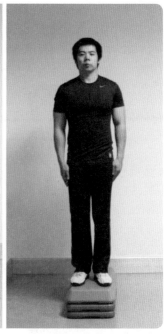

Tips

　　上下楼梯时，应扶住扶手，先迈健肢，患肢跟步；下楼梯时先迈患肢，健肢跟步；这样可以较少患肢膝关节的受力，减少疼痛感。

3 | 四维弹力绳摆腿训练

训练目的

提高膝关节在受到水平面前后内外的切向力时的强度，同时可以训练臀大肌、臀中肌、股直肌和内收肌的肌力，从而起到加固膝关节的作用。

▎动作详解

所谓"四维"指四个方向，即前、后、内、外。先把弹力绳固定在门上或器械上，患肢脚踝套入弹力绳中。

（1）训练者面向弹力绳，膝关节伸直，腿向后摆动，即为后侧弹力绳摆腿。该动作主要训练腘绳肌和臀大肌力量，同时训练膝关节对后方外力的受力能力，从后方加固膝关节。该动作也有对膝关节伸直训练效果。

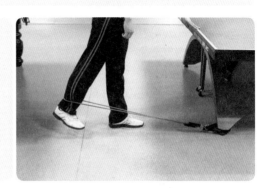

（2）训练者膝关节伸直，身体侧向面对弹力绳使大腿向内侧摆动，即为内侧弹力绳摆腿。内侧弹力绳摆腿又分为内侧前摆和内侧后摆。

内侧前摆腿，训练大腿内收肌群，同时训练膝关节对斜后方外力的受力能力，从内侧加固膝关节。

内侧后摆腿，训练大腿内收肌群和臀部部分肌群，同时训练膝关节对斜前方外力的受力能力，从内侧加固膝关节。

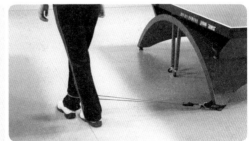

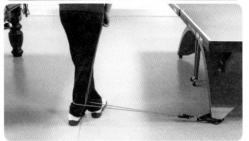

（3）训练者膝关节伸直，转身180度侧对弹力绳使大腿向外外展，即为外侧弹力绳摆腿。该动作训练臀中肌、臀小肌和梨状肌，同时训练膝关节对外侧外力的受力能力，从外侧加固膝关节。

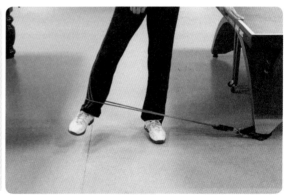

（4）训练者膝关节伸直，背向弹力绳，大腿前摆，即为弹力绳前侧摆腿。该动作训练股四头肌，同时训练膝关节对前方外力的受力能力，从前侧加固膝关节。

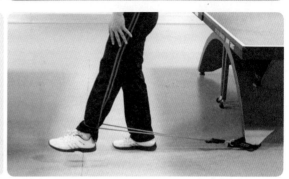

训练组次数

以上训练可放到一次进行，前摆腿、后摆腿、内侧摆腿、外侧摆腿每组各做20~30次，每次训练3~4组，每周训练2~3次。

Tips

（1）要求任何一侧的摆腿训练都要伸直膝关节，以使膝关节适应各方向的力。

（2）健肢也要做四维摆腿，以训练患肢膝关节的单腿支撑能力。

4 | 八方箭步蹲

适合人群

能轻松完成徒手箭步蹲、侧步蹲、反式箭步蹲标准训练组的训练者。

训练目的

该训练动作是兼具腿部所有肌群全功能力量恢复的训练，也是将腿部复合伸拉与腿部力量结合的综合功能性训练。

> **动作详解**
>
> 站立位，身体周围形成以站立者为中心的八个方位。前方，后方，左方，右方，左前侧45度角，右前侧45度角，左后侧45度角，右后侧45度角。分别向以上的这个方位出腿做箭步蹲，一个循环共10次箭步蹲。下蹲时吸气，站起身时呼气。
>
> **训练组次数**
>
> 每组做3~4个循环。

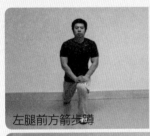
左腿前方箭步蹲

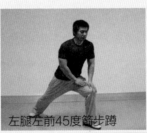
左腿左前45度箭步蹲

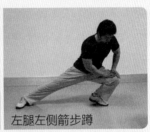
左腿左侧箭步蹲

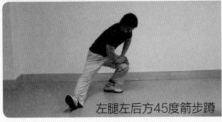
左腿左后方45度箭步蹲

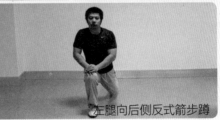
左腿向后侧反式箭步蹲

> **Tips**
>
> 后45度角方位的箭步蹲对膝关节压力较大，如出现疼痛可先放弃两个后45度角方位的箭步蹲，只做其他方位的箭步蹲动作，待膝关节康复效果好转后再进行全方位箭步蹲训练。

七、术后第2~3个月康复训练计划

本阶段为膝关节手术后康复训练的最关键阶段。如果把握好此阶段的训练，可以把膝关节伸直度、屈曲度恢复到手术前未受伤时的水平。同时专业的患肢肌肉平衡性康复训练将使患肢的肌肉萎缩情况得到很大程度的改善。

本阶段的训练内容包括膝关节伸直训练、膝关节屈曲度训练、膝关节基础功能性训练、力量康复训练、肌肉萎缩与肌肉不平衡针对性恢复训练、腿部功能性康复训练等六大部分。

其中膝关节伸直训练、膝关节屈曲度训练、膝关节基础功能性训练三部分每天都要训练。力量康复训练、肌肉萎缩与肌肉不平衡针对性恢复训练、腿部功能性康复训练这三部分每周训练3~4次，至少间隔一天进行。

如果每天训练项目和每周3~4次的项目在同一天发生多种训练的重合，训练顺序依次为：①腿部功能性康复训练，②肌肉萎缩与肌肉不平衡针对性恢复训练，③力量康复训练，④膝关节基础功能性训练，⑤膝关节伸直训练。其中②③训练可以合成一次训练；④①训练可以合成一次训练，这两次训练间隔2小时以上。⑤可以作为所有训练后的伸拉放松部分。而膝关节屈曲度训练⑥在成功完成全屈曲度跪坐训练之前，要和以上训练间隔3小时以上，并且单独完成，训练后冰敷10~20分钟。

每次训练不要超过2小时。每次训练组数不得超过25组，伸拉组除外。

所有升级训练系统的内容，训练者要找到自身的合适级别，然后训练1~2周，再升级到下一级。由于个人体质和伤势的不同，每个训练者会有很大级别差异。

根据以上原则，患者可以自行安排自己的训练计划。

本阶段所需工具：床、支具、医用冰袋、牢固的椅子、跪坐用软垫、脊柱正直站立用直杆、可调节哑铃一副、平衡盘、弹力绳（最好用带门扣的家用弹力绳）、跳操台（可用真实台阶或牢固木箱代替）。

特别提示

以下训练动作，在训练时若出现关节疼痛或不适，立即停止训练。如果是升级系统的训练，则要减级训练；非升级系统项目，果断放弃训练。至少推迟2~4周，待腿部机能进一步恢复后，再尝试。

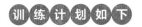

（一）每日膝关节伸直训练计划

任选一种上文介绍的训练方法，或者把各种训练方法自行整合，每次训练10～20分钟，可以作为其他训练后的放松伸拉训练进行。

训练动作包括：负重垫高伸直训练、坐位体前屈、迷你箭步蹲腘绳肌牵拉伸膝、压腿腘绳肌牵拉伸膝、侧向压腿、股四头肌主动发力式伸拉。

（二）每日膝关节屈曲训练计划

康复师可根据训练者实际情况选择有效的膝关节屈曲度训练组合。

训练步骤	训练时间	可选动作
1. 髌骨松动术	3～5分钟	髌骨松动术
2. 预备热身训练	5～10分钟	上一次训练中可以轻松达成的屈曲度训练
3. 主训练	20～40分钟	上一次训练中达成很吃力的训练或者未达成屈曲度的训练
4. 冰敷	10～20分钟	—

膝关节屈曲度训练汇总：

1. 坐姿顶墙

2. 仰卧垂腿或负重仰卧

3. 床面滑行屈腿

（1）被动床面滑行屈腿

（2）主动床面滑行屈腿

4. 坐姿抱腿

加强版：搭档保护下的抱腿训练

升级版：搭档抱腿训练

5. 仰卧被动压腿

6. 俯卧被动屈腿

7. 跪姿屈腿（也叫做跪坐训练）

8. 折叠式下蹲

补充伸拉项目： （补充伸拉项目都放在其他训练最后作为放松训练项目）

1. 坐姿合腿伸拉

2. 分腿跪姿伸拉

3. 跪姿后拉

膝关节屈曲训练的终结目标： 跪姿屈腿（也叫做跪坐训练）

膝关节屈曲训练终结功能性目标： 折叠式下蹲（可以轻松完成蹲式坐便器大便）

（三）膝关节基础功能性训练

本训练只做阶段性训练，当训练者可以完成腿部功能性康复训练后，即可完全放弃基础功能性训练。

1. 脊柱正直站立训练，3～4组，每组1～3分钟。

2. 单脚上楼梯训练，3～4组，每条腿训练10次为1组。

（四）每周3～4次隔天训练计划

训练原则：

（1）以下每周训练计划的训练日名称分别是"第一天：腿部训练日""第二天：功能性训练日""第三天：肌肉平衡性康复日""第四天：综合训练日"。如果采用每周3次的康复训练计划，可以放弃第四天"综合训练日"计划。

（2）每天训练前需要热身，热身方法可以采用脱拐后行走动作热身，热身时间5分钟。

（3）下表中所有升级系统的训练不要都练，只选升级系统中一款适合自己的训练进行，待水平提高后，再选级别高的一款动作进行训练。

训练计划：

● **第一天：腿部训练日**

训练动作	训练组数	每组要求
箭步蹲升级系统	3～4组	每条腿均训练8～15次
侧步蹲升级系统	2～3组	每条腿均训练6～10次
深蹲升级系统	3～4组	12～20次
哑铃硬拉	3～4组	8～12次
负重前躬身站起	2～3组	8～12次
补充伸拉项目1～2个动作	3～4组	1～2分钟

● **第二天：功能性训练＋上肢训练日**

训练动作	训练组数	每组要求
平衡盘训练升级系统	3～4组	1～3分钟
四维弹力绳摆腿训练	每个方向各3～4组	每条腿均训练20～30次
二维台阶训练	正向侧向各2～3组	1～3分钟
街舞式侧滑步	2～3组	向左向右各10次
补充伸拉项目1～2个动作	3～4组	1～2分钟

● 第三天：**肌肉平衡性康复日**

训练动作	训练组数	每组要求
单腿坐蹲（或单腿腿举训练）	3~4组	8~12次
双人腿屈伸训练（或单腿器械腿屈伸）	3~4组	8~12次
双人腿弯举训练（或单腿器械弯举）	3~4组	8~12次
靠墙静蹲	1组	1分钟以上
单腿提踵	3~4组	每条腿均训练12~20次
补充伸拉项目1~2个动作	3~4组	1~2分钟

● 第四天：**综合训练日**

训练动作	训练组数	每组要求
平衡盘训练升级系统	3~4组	1~3分钟
单腿坐蹲（或单腿腿举训练）	3~4组	8~12次
箭步蹲升级系统	3~4组	每条腿均训练8~15次
哑铃硬拉	3~4组	8~12次
靠墙静蹲	1组	1分钟以上
补充伸拉项目1~2个动作	3~4组	1~2分钟

八、饮食与营养建议——蛋白质的补充

本阶段可以恢复正常生活饮食，最好注意多补充一些蛋白质。训练后1小时内为补充蛋白质的窗口期，此时的蛋白吸收效率最高。

寻找最好的高蛋白食物，选择很简单：海参、红肉、家禽和鱼。然而考虑到成本问题，下面列出一些富含蛋白质又廉价的食品名单，供大家参考。

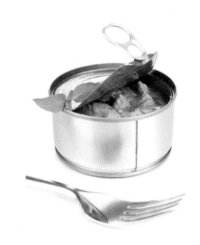

1. 鸡蛋

富含高质量蛋白质而且便宜，值得一提的是，一只鸡蛋约含6克蛋白质。同时，鸡蛋里富含重要的支链氨基酸和谷氨酸，这将使鸡蛋成为你训练后肌肉恢复的首选食材。

但注意鸡蛋在蛋白质含量高的同时，蛋黄中胆固醇也略高。每日食用全蛋数不宜超过2个。

3. 花生酱

研究表明，花生所含植物蛋白比其他坚果都要高。虽然花生的蛋白质含量没有火鸡腿高，但同等蛋白质含量的情况下，论价格的低廉，花生酱胜出。但要注意，花生酱也是高脂肪食物。

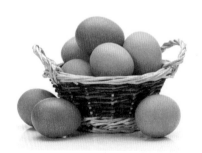

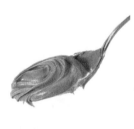

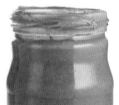

2. 金枪鱼罐头

即开即食、高蛋白质且价格便宜的海产品是什么呢？首选金枪鱼罐头。140克金枪鱼罐头约含30克蛋白质。

4. 乳清蛋白粉

对于增加饮食中的蛋白质，或许乳清蛋白粉是成本效益最高的。它们对肌肉构建、力量训练和大重量后的恢复提供了理想的氨基酸成分。乳清蛋白在人体内可以快速消化吸收，在训练后迅速提供肌肉生长所需的材料。

但是，由于乳清蛋白是从牛乳中分离出的，所以会含有乳糖。如果你有乳糖不耐受症，你的身体将无法完全代谢乳糖，这会使你产生过敏症状甚至腹泻。

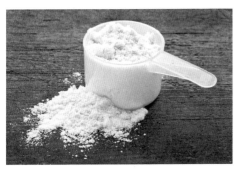

5. 大豆

大豆价廉且富含蛋白质。每100克大豆含36～38克蛋白质。

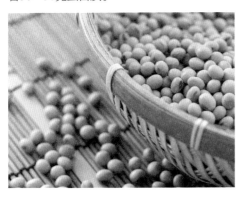

6. 酸奶

230克的低脂酸奶约含蛋白质11克。

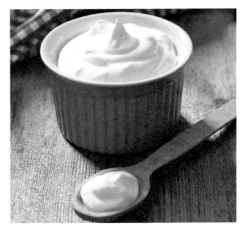

7. 鸡胸肉

每100克鸡胸肉约含21克蛋白质。

8. 牛肉

每100克牛肉约含18.8克蛋白质。

膝关节手术后
第4~6个月康复训练

一、膝关节伸直与屈曲训练

虽然已经手术后3个月了，一般膝关节屈曲度在10周左右可以达到全屈曲度，即已经可以轻松完成臀部触及脚踵的跪坐，但是对于膝关节屈曲和伸直训练应该继续进行，对之前的屈曲和伸直训练进行巩固，同时增加新的屈曲和伸直训练内容。

此阶段的膝关节屈曲和伸直训练一般都放在力量训练、功能性训练的热身、训练组间歇以及训练后进行，即可以不再单独进行屈曲和伸直训练。

具体训练安排将放在该阶段康复训练计划范例中。

以下补充训练项目需在手术后3个月后进行或遵医嘱。

（一）补充性伸拉训练

1 前方直腿大踢腿

训练目的

使患肢适应伸膝同时进行前抬腿的动作，对崎岖路面的行走起到辅助训练作用。

动作详解

患肢伸膝到极限，绷脚尖，用力向上踢，到达极限后借重力放下腿。上踢时呼气，放腿时吸气。如站立不稳，可用患肢对侧手臂扶住固定物进行练习。

训练组次数

2~4组，每条腿均训练10~15次为1组。

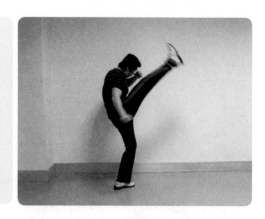

Tips

膝关节在整个动作过程中始终处于极限伸直位，没有相对位移；不要在大踢腿过程中同时伸膝，以免伤到膝关节交叉韧带。

2 | 直腿侧摆腿

训练目的

　　使患肢适应伸膝同时进行侧抬腿的动作，对崎岖路面的行走和翻越障碍物起到辅助训练作用。

▶ **动作详解**

　　患肢伸膝到极限，绷脚尖，用力向身体侧面侧摆，到达极限后借重力缓慢放下腿。上踢时呼气，放腿时吸气。如站立不稳，应以患肢对侧手臂扶住固定物进行训练。

训练组次数

　　2~4组，每条腿均训练10~15次为1组。

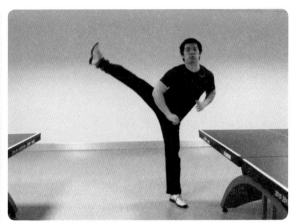

Tips

　　膝关节在整个动作过程中始终处于极限伸直位，没有相对位移；不要在侧摆腿过程中同时伸膝，以免伤到膝关节交叉韧带或副韧带。

（二）膝关节屈曲训练

1 | 跪坐+按摩

训练目的

　　巩固手术后膝关节全屈曲度效果。

▶ **动作详解**

　　如果跪坐后膝关节有压迫疼痛感，可以用双手摩擦患肢膝关节外表面，可以起到缓解疼痛的作用。保持跪坐时间5~10分钟。

训练组次数

　　每天跪坐1次。

2 | 站姿屈腿训练

训练目的

在此阶段，人体仍有一定几率出现膝关节"胶着"或屈曲不适，该拉伸动作可以缓解"胶着"现象和高屈曲位动作的不适。

动作详解

患肢脚掌踩住一把椅子或台阶踏板上，使膝关节屈曲，身体前倾使胸部贴紧大腿前侧；双手抱住患肢小腿，用力后拉并发力用患肢脚掌向下踩椅子。保持5~10秒。

训练组次数

每次训练2~4组，每组训练10次。

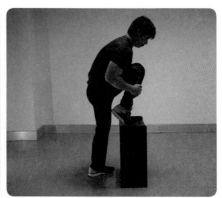

Tips

（1）也可伸拉健肢，同时训练患肢的单腿支撑能力。
（2）该训练放在力量训练和功能性训练热身、训练后或训练间隙期。

3 | 站姿后屈腿伸拉训练

训练目的

可作为训练前后的拉伸动作，缓解人体在各种行动中可能出现的膝关节高屈曲位动作的不适。

动作详解

一条腿作为支撑腿，另一条腿膝关节向上屈曲，尽量使脚踵接近臀部，向后伸手抓住弯曲腿的脚踝用力上拉，以使脚踵触及臀部，保持5~10秒。如站立不稳，可一手抓住固定物保持身体平衡；完成12~15次后换另一条腿，抬腿时呼气，放腿时吸气。

训练组次数

每次训练1~3组。

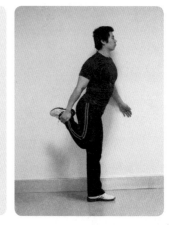

二、肌肉力量训练

1 | 哑铃深蹲

适合人群

可以完成徒手深蹲4组，每组20次者。

训练目的

徒手深蹲的强化版，继续加强股四头肌和腘绳肌肌力，以继续稳固膝关节。也可额外训练到斜方肌，并对提起重物有训练效果。

▶ **动作详解**

下蹲，双手各持一只哑铃，挺直腰站起，然后再下蹲。蹲起时膝盖仍然不要超过脚尖。双肩保持稳定，不要让手中的哑铃摆动。站起时呼气，下蹲时吸气。

训练组次数

每周1~2次，每次训练3~4组，每组训练8~12次。

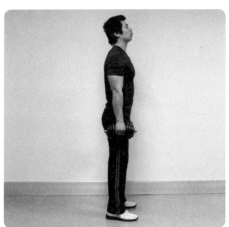
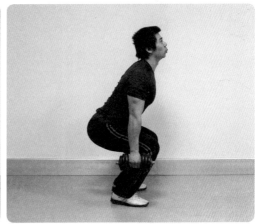

2 | 哑铃箭步蹲走

适合人群

可以完成徒手箭步蹲4组，每组20次者。

训练目的

徒手箭步蹲的强化版，继续加强股四头肌、腘绳肌和臀大肌肌力，以继续稳固膝关节。

动作详解

两手各持一只哑铃，先完成一次哑铃硬拉将哑铃置于身体两侧。然后右腿向前迈出一大步，身体借势下蹲，形成箭步蹲状，两只哑铃提在身体两侧。左腿向前跟步回归站立位，然后左腿向前迈步形成第2次箭步蹲。左右腿交替依次往复。下蹲时吸气，站起时呼气。

训练组次数

每周1~2次，每次训练3~4组，每组训练16~24次。

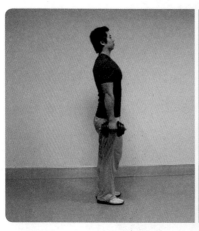 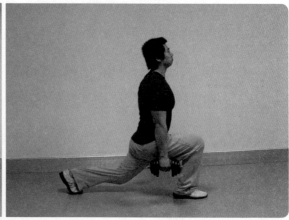

Tips

（1）若动作过程中膝关节有不适感，请更换成非负重的普通箭步蹲。

（2）注意控制脚步大小和下蹲深度，以膝关节无不适感为宜。

3 | 哑铃侧步蹲

适合人群

可以完成徒手侧步蹲4组，每组12次者。

训练目的

徒手深蹲的强化版，继续加强股四头肌、臀中肌肌力，以继续稳固膝关节。

> **动作详解**
>
> 两手各持一只哑铃，先完成一次哑铃硬拉将哑铃置于身体两侧。然后右腿向右迈出一大步，身体借势下蹲，形成侧步蹲状，两只哑铃提在身体前侧，控制下蹲姿势以使膝关节不超过脚尖。再收右腿回归站立位，左腿向左迈步形成另一侧箭步蹲。左右腿交替依次往复。下蹲时吸气，站起时呼气。
>
> **训练组次数**
>
> 每周1~2次，训练3~4组，每组训练16~24次。

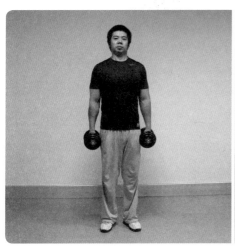 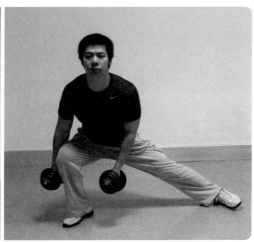

Tips

（1）若动作过程中膝关节有不适感，请更换成非负重的普通侧步蹲。

（2）注意控制脚步大小和下蹲深度，以膝关节无不适感为宜。

4 | 负重八方蹲

训练目的

　　此训练为八方箭步蹲的升级版。进一步增强膝关节在360度给各个方位承受外力的能力，从而有效减少膝关节受到横向力受伤的几率。同时该训练可以有效对腿部各个方位肌肉和软组织产生拉伸效果。该训练动作要以八方箭步蹲为基础，能轻松完成八方箭步蹲3组，每组30次的训练者方可升级为负重八方蹲。

> ▶ **动作详解**
>
> 　　训练动作和八方箭步蹲类似。

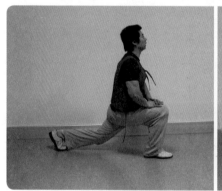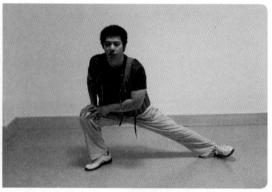

> **Tips**
>
> 　　负重不宜使用哑铃或杠铃，因为哑铃杠铃等器具会改变身体重心，使训练和实际状态出现力学误差。此时建议使用的负重器具为沙衣。

三、肌肉萎缩与肌肉不平衡针对性恢复训练

1 | 基础复习

（1）双人单腿腿屈伸（或器械单腿腿屈伸）

动作详解

　　见上一节。

（2）双人单腿腿弯举（或器械单腿腿弯举）

动作详解

见上一节。

2 | 单腿坐蹲（或单腿水平坐姿腿举）

动作详解

见上一节。

3 | 单腿硬拉

适合人群

患肢单腿可站立3分钟以上者，该动作最好在术后10周在搭档保护下尝试，以免发生危险。

训练目的

强化腘绳肌和臀大肌，训练单腿平衡能力，从而预防康复后潜在的摔倒或滑倒。单腿硬拉可以专门用于患肢一侧腘绳肌和臀大肌的强化，快速缓解由于受伤或术后静置造成的两腿不平衡症状。

动作详解

患肢单腿站立，膝关节微屈（水平高者也可膝关节伸直），上身前倾，健肢向后伸，尽可能使上身与健肢成一条直线并与地面平行，两只手可同时触地。然后利用腘绳肌、臀大肌和腰部肌肉完成身体的直立，直立后仍单脚站立，再进行下一次动作。躬身时吸气，直起身时呼气。

训练组次数

每周1～2次，训练3～4组，每组训练8～12次。

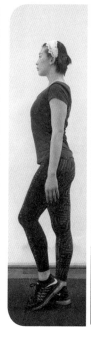
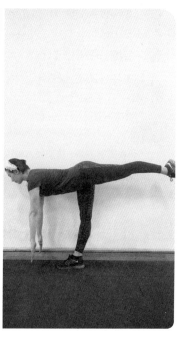

4 | 负重单腿提踵

适合人群

单腿提踵可以完成4组，每组20次者。

训练目的

加强小腿三头肌的肌力，尤其膝关节受伤侧需要额外多训练，以快速消除患肢的肌肉萎缩。

动作详解

右手单手持一只哑铃于体侧，左手扶一固定物保持身体平衡，抬起左脚并将左脚置于右腿后以使身体的重量更多压到右腿上。右脚慢慢踮起脚尖至极限，保持1~3秒，然后缓慢下放脚踵。完成规定次数后换另一条腿，主要强化患肢的小腿。提踵时呼气，下放脚踵时吸气。

训练组次数

每周1~2次，训练3~4组，每组训练12~20次。

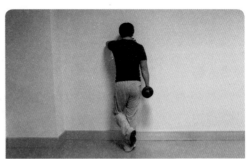
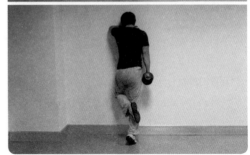

Tips

可在脚掌下垫一块坚硬木板以提高动作难度，进一步强化小腿三头肌。

四、腿部功能性训练

本阶段功能训练在上一阶段训练上下楼梯和膝关节多角度受力能力的基础上将着重进行跑步和跳跃的功能性恢复，以减少患者在被动跳跃或脚踩空时膝关节受伤的几率。

特别提示：以下训练包括一些踏跳类动作，手术后康复期患者训练，必须在专业膝关节康复训练师的指导下完成，以免造成二次受伤。

1 | 楼梯训练

训练目的

训练上下楼梯时的膝关节受力能力，及持续对膝关节施压时的肌肉耐力。

▶ **动作详解**

连续爬楼梯5~15分钟，要求上楼梯与下楼梯时间比为1：2。根据训练者自身身体条件而决定训练时间。训练前注意对腿部肌肉进行适度伸拉。如果实际上楼梯不方便，也可用踏板的台阶训练替代实际上楼梯。

训练组次数

每周训练3次，隔天进行。

2 | 小步跳

适合人群

可完成徒手深蹲标准组者。

训练目的

跳跃动作对膝关节的冲击力要远大于行走，所以训练跳跃要从小步跳练起，以使膝关节逐步适应跳跃产生的冲击力。

▶ **动作详解**

双脚并拢或微分开，先半蹲位蓄力，然后向前小步跳跃，跳跃距离控制在30厘米以内，跳跃高度在20厘米以内，落地时注意利用腿部肌肉的离心收缩缓冲法，即落地时下蹲缓冲以使腿部肌肉承担更大负荷，让膝关节尽可能承受小的冲击力。连续跳20~30次为1组。

训练组次数

每次训练3~4组。

3 | 慢跑

适合人群

可以完成至少5分钟楼梯训练者。

训练目的

提高膝关节在较低冲击慢跑时的抗压能力，学会用腿部肌肉控制跑步时地面对膝关节的冲击力。

> **动作详解**
>
> 在走路膝关节完全无痛感后，可以训练小步跑。建议第一次小步慢跑采用1～3分钟慢跑，若膝关节无不适感，休息2天后，加1分钟；再休息2天，再加1分钟；依次类推，加到连续慢跑10分钟。如果训练者还想继续加强跑步能力，下一个训练阶段将继续增加训练难度。

4 | 慢速单摇跳绳

适合人群

可以完成小步跳标准组者。

训练目的

提高膝关节在小跳时承受地面震荡和冲击力的能力，学会用腿部肌肉控制小跳时地面对膝关节的冲击力。

> **动作详解**
>
> 以手腕发力摇绳，跳起高度以3~5厘米为宜，落地时前脚掌着地，踝关节缓冲，减轻对膝关节的冲击。保持呼吸节奏，全身放松。
>
> **训练组次数**
>
> 训练2~4组，每组20~30个。

> **Tips**
>
> 每次训练控制速度，要求慢速，每次不宜超过3分钟。训练过程中或训练后如出现任何膝关节不适感，请推迟该训练4周。如果仍然有不适感，果断放弃该训练。

5 | 小步侧向跳跃

适合人群

可以轻松完成侧向台阶训练，且小步跳（或单摇跳绳）者。

训练目的

提高膝关节承受侧向踏跳所产生冲击力的能力，也可以提高膝关节承受侧方切向力的能力，对提高膝关节本体感觉有良好帮助。

▼

动作详解

训练者两脚开立站立，站距与肩同宽。右脚向右侧方蹬地，身体向左侧跨步跃起，身体有一定腾空时间，左脚脚尖先着地，然后慢慢过渡到全脚掌，以通过踝关节足背屈动作和小腿三头肌离心收缩进行缓冲，减少膝关节所受压力。再换左脚向左侧方蹬地，身体完成向右侧的跳跃。训练时注意调整呼吸节奏，两臂依节奏前后摆动以增加身体平衡。

训练组次数

每次3~4组，每组左右各跨跳6~10步。

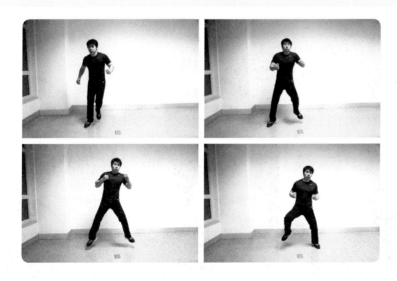

Tips

本阶段的侧向跳跃，跳跃距离尽量小于30厘米。

6 | 跳矮箱

适合人群

可以轻松完成小步跳或单摇跳绳者。

训练目的

提高腿部爆发力、弹跳力，同时使膝关节适应弹跳状态下产生的高冲击力。训练者通过该训练要学会用腿部肌肉的离心收缩缓冲技术，尽可能减少起跳和落地时地面对膝关节的冲击力。该训练可有效预防人在起跳和落地时膝关节扭伤。

动作详解

找一只足够结实的箱子或跳操台，其高度要达到保证安全的程度，最好低于30厘米。训练者站于跳操台后，屈臀屈膝以集中更多力量，爆发性用力跳上跳操台。立即走下箱子，完成第二次跳箱动作。在保证安全的情况下试图每组增加一点箱子或跳操台的高度。

训练组次数

每次3~4组，每组6~12次。

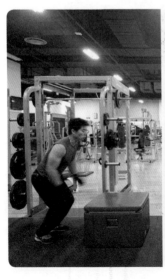
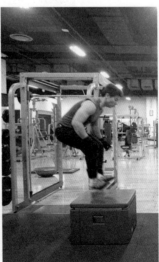
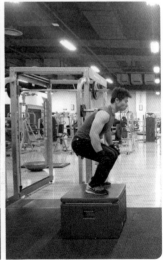

五、手术后第4~6个月康复训练计划

（一）膝关节伸直训练

本阶段已完全没有单独进行的膝关节伸直训练，伸直训练只作为其他训练后的放松拉伸训练。训练内容包括：坐位体前屈、迷你箭步蹲腘绳肌牵拉伸膝、压腿腘绳肌牵拉伸膝、侧向压腿、股四头肌主动发力式伸拉、前方直腿大踢腿、直腿侧摆腿。每次力量训练或功能性训练后，从以上伸直训练内容中任选2~3款动作，随意搭配，伸直训练5分钟即可。

（二）膝关节屈曲训练

手术3个月后，训练者按照本书推荐的膝关节屈曲训练方法，应该可以达到膝关节全屈曲度，即完成跪坐训练。在本阶段，则应巩固膝关节屈曲训练的效果，把屈曲训练保持半年。

如果训练者膝关节屈曲训练可以完成全屈曲度，此阶段用三个动作进行巩固，且这三个动作不必单独进行，放在功能性训练和肌肉训练后作为拉伸放松即可。这三个动作分别为"跪坐+按摩"、站姿屈腿训练、站姿后屈腿伸拉训练。

（三）每周3~4次隔天训练计划

训练原则：

（1）以下每周训练计划的训练日名称分别为"第一天：腿部训练日""第二天：功能性训练""第三天：肌肉平衡性康复日""第四天综合训练日"。如果采用每周3次的康复训练计划，可以放弃第四天综合训练日计划。

（2）每天训练前需要热身，热身方法可以采用慢跑、楼梯训练、慢速单摇跳绳或骑自行车，热身时间5分钟。

（3）当本阶段患肢与健肢围度差小于3厘米后，肌肉平衡性强化训练时，可以让患肢和健肢完成相同组次数。

训练计划：

● **第一天：腿部训练日**

训练动作	训练组数	每组要求
哑铃深蹲	3~4组	8~12次
哑铃箭步蹲走	3~4组	每条腿均训练8~12次
哑铃侧步蹲	3~4组	每条腿均训练8~12次
八方箭步蹲（有实力者可以身穿5千克沙衣负重）	3~4组	20~30次（每轮次动作共10次）

靠墙静蹲	1组	做至力竭
膝关节伸直训练	1组	3~5分钟
膝关节屈曲训练	1组	5分钟

● 第二天：**功能性训练**

训练动作	训练组数	每组要求
小步跳	3~4组	连续跳20~30次
跳矮箱	3~4组	6~12次
小步侧向跳跃	3~4组	左右各跨跳6~10步
膝关节伸直训练	1组	3~5分钟
膝关节屈曲训练	1组	5分钟

● 第三天：**肌肉平衡性康复日**

训练动作	训练组数	每组要求
单腿硬拉	3~4组	8~12次
负重单腿坐蹲 （或单腿水平坐姿腿举）	3~4组	8~12次
负重单腿提踵	3~4组	每条腿均训练12~20次
双人腿屈伸训练 （或单腿器械腿屈伸）	3组	8~12次
双人腿弯举训练 （或单腿器械腿弯举）	3组	8~12次
膝关节伸直训练	1组	3~5分钟
膝关节屈曲训练	1组	5分钟

● 第四天：**综合训练日**

训练动作	训练组数	每组要求
八方箭步蹲（有实力者可以身 穿5千克沙衣负重）	3~4组	每组3~4个循环， 每个循环10次动作
膝关节伸直训练	1组	3~5分钟
膝关节屈曲训练	1组	5分钟

六、运动后按摩

本阶段的力量训练负荷略大，训练后或许出现迟发性肌肉酸痛。此时可以在训练后进行温水沐浴，沐浴后进行恢复性按摩。运动后恢复性按摩可消除身心疲劳，肌肉在按摩刺激下，血管扩张，血液循环加快，供给肌肉的养料和氧气增加，同时肌肉在运动中残留的乳酸等废物，能迅速被血液循环带走，从而改善肌肉营养状况，加快肌肉疲劳的消除。但切记，如果训练中出现肌肉拉伤或任何运动组织疼痛，要停止按摩，以防按摩手法加重组织的受损。运动后恢复性按摩分两大部分，一部分是肌肉按摩，另一部分是关节与软组织被动牵拉。如果有条件，在肌肉按摩时加入精油或活络油按摩，效果会更好。

1. 大肌肉群按摩原则

可按摩的肌肉群一般为大肌肉群。包括：大腿前侧、后侧、内侧、外侧，臀部，小腿后侧，大臂，小臂，手部，肩部和背部等部位。以上部位以揉捏为主，要从轻推摩开始，再做揉捏，循序渐进升级为重推摩、按压及叩击等辅助手法，最后以轻推摩、抖动结束。当整个上肢或下肢做完按摩后，可以做肢体的轻抖动或被动伸拉。腰背部的按摩以摩擦和揉捏为主。在脊柱两边多做掌根摩擦。摩擦和揉捏要在整个腰背部完成，重点在背阔肌、脊柱竖脊肌和骶棘肌。要特别注意，在摩擦和揉捏过程中不可按压脊柱本身，需沿脊柱两侧肌肉走向做按压和叩击，

由下到上或由上至下均可。叩击的时间可以稍长一些，最后在腰背部做一遍轻推按摩便可结束。

2. 沿着肌肉的走向按摩原则

所有挤压推按的手法需按照肌肉走向按摩，以便于肌肉中代谢废物的排出；又由于训练时肌肉微细结构通常造成损伤，顺向肌肉按摩不会加重这种损伤。

3. 训练量有别原则

一般性训练每次小于1.5小时，若为分组训练，每组训练次数为8~12次；若为有氧耐力训练，每次小于2小时；训练后第二天无严重肌肉酸痛感。达到这样的训练量，训练后可直接进行按摩。

若训练采用分组训练，每组训练次数应小于8次，有氧训练大于2小时；且训练后第二天有明显肌肉酸痛感。这样的训练量不要直接进行肌肉按摩，而要进行目标肌肉冰敷10~20分钟。最好在训练后48小时以后再进行肌肉按摩。若训练时出现肌肉拉伤或软组织受伤，训练后绝不可按摩，要进行冰敷。

4. 指法原则

按摩指法包括：挤、压（指腹压、指节压、腕压、膝压、脚压）、推、按、掌拍、叩击、拳滚、按摩棒等。

5. 大运动量训练后按摩原则

由于每个人体质不同，同样的训练

量，有的人觉得少，有的人却觉得太多，难以承受。本书给出一个通用的训练量判断方法。

大运动量训练的判断标准：第二天有明显肌肉酸痛感，甚至难以上下楼。久不运动者的初次训练被视作大运动量训练。

大运动量训练，一般按摩放在训练48小时后。如果训练者还是觉得训练目标肌肉疼痛，说明训练者的肌肉恢复能力较弱，肌肉

组织仍有损伤。此时可以用按摩进行"外力性再生训练"。运动后按摩不要按压关节衔接处、骨骼末端、软组织和所谓的穴位，更不要使用快速抻拽关节的各种手法，这会增加被按摩者受伤的几率。正确的按摩方法，需要按摩肌肉本身，原则是沿着肌肉的走向挤压推按。按摩完的效果是有放松感，全身很舒服。

七、膝关节手术后半年康复训练原则

膝关节手术后，如果半年内可以按照本书推荐的升级康复训练计划循序渐进地推进，半年后可以按照第二章"膝关节伤病预防训练"的训练内容循序渐进地进行。同时在完成膝关节康复训练持续10个月以后，可以加入以下训练动作。

1 | 中步跨跳

适合人群

可完成箭步蹲走，且小步跳者。

训练目的

作为对加速跑的基础训练项目，该动作对膝关节产生的冲击力要明显大于慢跑和单摇跳绳，因而该动作只适合那些可以轻松完成10分钟慢跑和3分钟单摇跳绳者。

动作详解

训练者两脚站立，站距小于肩宽。左脚蹬地，向前高抬右腿，左臂前摆，右臂后摆，完成向前跨步，身体有一定腾空时间；右脚着地后立即蹬地，向前高抬右腿，右臂前摆，左臂后摆。以此类推，完成规定步数。

训练组次数

每次3~4组，每组向前跨跳12~20步（每条腿6~10步）。

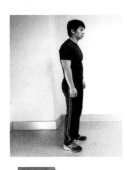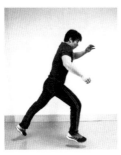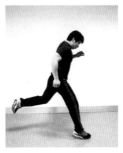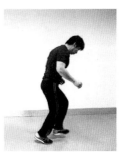

Tips

由于膝关节还处于恢复期，不要发全力向前跨跳，以免造成膝关节受伤。

2 | 单腿跳绳

适合人群

可以完成单腿坐蹲、单腿提踵和单摇跳绳者。

动作详解

用患肢单脚站立，完成跳绳。

Tips

注意体会起跳和落地时膝关节的受力情况，控制好身体平衡。

3 | 变换跳绳

适合人群

可以完成单腿跳绳者。

动作详解

前3分钟利用技巧跳绳（比如单腿跳、倒跳、双摇等），后3分钟采用普通的单摇跳。

Tips

有跳跃内容的膝关节康复训练内容，宁慢勿快，同一个动作保持至少1个月以上，再考虑升级，或者训练前咨询你的医生或专业康复师。

八、膝关节手术后一年以上的膝关节保养原则

在没有专业康复师和运动教练指导的情况下，尽量不要做受伤腿单腿起跳、单腿落地动作，比如篮球的上篮动作、抢篮板后的单脚落地动作、跳远的单脚起跳动作等。建议手术后最好放弃篮球、跳远、羽毛球、排球等需要踏跳动作的运动。

不要进行有急停急转动作的运动。建议放弃足球、橄榄球等有急停急转动作的运动。

武术类项目，建议不要进行有扫腿、鞭腿、膝击等打击技的技击类运动；不要进行摔跤柔道等摔投类对抗项目；不要进行有攻击膝关节关节技的运动，比如柔术。

不要试图从高处跳下。如果不慎摔倒或滑倒，尽量使用倒地受身技术，可以有效降低膝关节再次受伤的几率。

即使手术成功，康复训练效果显著，也要记住，膝关节毕竟受过伤，要格外爱惜，建议这套膝关节康复训练保持着做下去，将带给你一生的膝关节健康。

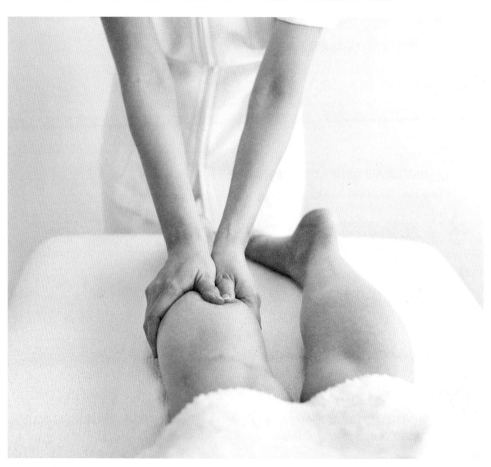